U0392177

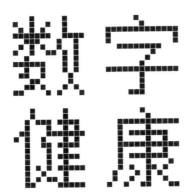

数字健康

李 韬/著

构建普惠均等共享的卫生健康共同体

DIGITAL HEALTH

AN INCLUSIVE,
EQUAL AND SHARING COMMUNITY
OF HEALTH FOR ALL

人民出版社

序

　　追求健康是当今社会每一位成员生活中的头等大事。2021年3月23日，习近平总书记在三明市沙县总医院调研时指出，"健康是幸福生活最重要的指标，健康是1，其他是后面的0，没有1，再多的0也没有意义"。生存之于人类具有第一意义，没有健康，就无法有尊严地活着；没有健康，就无法获得更好发展。医学技术的飞速发展，一定程度上引发了医疗费用的大幅上升，甚至超过了经济增长的速度，中西方亦然。从我国情况看，老龄社会已经来临，"未富先老"压力日渐增长。这种情况下，如果医疗资源分配不合理、医疗服务效率不提高、医疗服务能力不提升，将会严重影响社会公平、影响人民群众在医疗方面的获得感。我们需要从我国实际出发，掌控医学技术发展方向，大力发展适宜技术，从"以治疗为中心"转向"以健康为中心"。

　　当今世界正经历数字技术驱动的变革，互联网、人工智能、大数据、5G、区块链等数字技术在医疗健康行业底层铺设了一个新的"跑道"，正在与传统医疗健康深度融合，创新了数字医疗、数字医药、数字健保、数字医检、数字医养康养、医疗健康云服务等新业态，数字化、网络化、智能化正在加速渗透医疗健康服务的各个环节，数字技术驱动下的医疗健康也为推动更加普惠、均等、共享的健康服务提供了新途径。

新冠肺炎疫情的暴发，严重影响了线下医院的医疗服务，一些医院甚至关闭了线下门诊，大量常见病、慢性病患者无法在线下得到及时诊疗医治，催生了对互联网医疗的刚需。以互联网医疗为代表的数字健康得到空前发展，从预约挂号、智能导诊、在线咨询、在线诊疗、在线心理咨询、送药上门，再到线上慢病管理、健康管理、线上科普教育等，让我们感受到了数字健康带来的巨大潜力。世界卫生组织（WHO）在《数字健康全球战略（2020—2025）》中提出了在全球范围内推动数字健康的愿景、战略目标和行动框架，以鼓励数字健康领域的国际合作。实践已证明，数字技术也可以在全球欠发达的国家和地区应用落地，发挥巨大的平台效应、网络效应、规模效应，提供更加便捷的疾病预防、健康管理、疾病治疗服务。正如本书中所讲到的那样，"后疫情时代"，数字技术在医疗健康领域的渗透和影响将更加广泛深刻，人们的就医需求和习惯将持续发生改变，数字健康产业将迎来井喷式发展，传统医疗机构的服务管理模式将加速数字化变革重塑，政府对医疗健康领域的数字化治理能力将得到极大提升，全球或地区范围内的数字健康合作将在艰难曲折中得到进一步加强。

然而，作为一个新生事物，数字健康在发展中也不乏问题和挑战。《数字健康：构建普惠均等共享的卫生健康共同体》一书从人的发展视角，坚持以人民健康为中心，围绕数字化智能化技术的发展和应用如何助力实现医疗健康的公平性、安全性、可及性、可负担性这一主题，在理论研究和实地调研基础上，构建了普惠、均等、共享的数字卫生健康共同体理论概念框架，基于这一理论概念框架，对国内外数字健康发展的历史与现状、理论与实践、问题与对策、发展与趋势等进行了深入探讨。我相信这些观点将引起更广泛的关注和讨论，这无疑有助于数字健康政策的完善和实践的更好开展，有助于不断创新数字健康服务模式，助力加快实现"让不同年龄段的所有人都过上健康的生活"的发展目标。

此外，还有一些深层次的问题。比如，医疗健康的对象是人，人是有思想、有情感的，在得到疾病救治的同时尤其需要得到人文关怀。在数字化时代，这种关怀如何增强而不是削弱？医学的温度如何能够持续？再者，人工智能与医学结合为人类健康带来巨大福祉，但这种变革也会产生一系列社会、伦理与法律问题，我们该如何合理有效地去解决这些问题？还有，数字健康最底层的毫无疑问是数据，医疗健康数据既属于个人隐私范畴，也是国家基础性战略资源，如何保障个人隐私不会受到侵害？如何保障数据资源不被泄露、滥用？本书对这些问题作了探讨。我想，这些问题应是开放的，随着数字健康的发展，也应引起更多的重视和讨论，并逐步得到解决。

中国科学院院士

中国科学技术协会名誉主席

十二届全国政协副主席

十、十一届全国人大常委会副委员长

2021 年 5 月 16 日

目 录
Contents

引　言

当今之世，我们已经不可避免地进入了一个数字化的时代。互联网、大数据、人工智能驱动传统医疗健康行业加速向数字健康新阶段迈进，全球医疗健康正在经历一场前所未有之大变局——数字化革命。

世界卫生组织（WHO）在《数字健康全球战略（2020—2025）》中提出了在全球范围内推动数字健康的愿景、战略目标和行动框架，以鼓励数字健康领域的国际合作，支持各国在其国家规划中通过数字技术改进医疗卫生服务、实施国家卫生战略、促进研究和实现全民医疗卫生覆盖，进而加快实现联合国可持续发展目标——让不同年龄段的所有人都过上健康的生活，促进他们的福祉。[①]

[①]　World Health Organization，*Draft global strategy on digital health 2020‐2025*，https：//www.who.int/docs/default‐source/documents/gs4dhdaa2a9f352b0445bafbc79ca799dce4d.pdf?sfvrsn=f112ede5_54.

一、新冠肺炎疫情催化数字健康加速发展

2020 年年初，一场突如其来的新冠肺炎疫情深刻影响了全球医疗卫生领域，影响了世界各国人民群众的身体健康和生命安全，影响了社会正常生产和生活秩序，也深刻影响了国际政治经济格局。

新冠肺炎疫情是百年以来最严重的传染病大流行，也是新中国成立以来我国遭遇的传播速度最快、感染范围最广、防控难度最大的重大突发公共卫生事件。截至 2021 年 11 月 2 日，中国 31 个省（自治区、直辖市）和新疆生产建设兵团累计报告确诊病例 97423 例，累计死亡病例 4636 例，累计收到港澳台地区通报确诊病例 28847 例；① 全球累计确诊 246951274 例，死亡 5004855 例，其中，美国、印度和巴西确诊分别为 45678478 例、34296237 例、21810855 例。② 新冠肺炎疫情给人类带来了深重的灾难，数以亿计的家庭和个人面临生命威胁，工厂停工、商

---

① 《截至 11 月 2 日 24 时新型冠状病毒肺炎疫情最新情况》，中华人民共和国国家卫生健康委员会，http://www.nhc.gov.cn/xcs/yqfkdt/202111/7f69a3c80e8d45ecb9352923284fc81a.shtml，2021 年 11 月 3 日。

② "WHO Coronavirus (COVID-19) Dashboard(Data Last updated: 2021/11/3,19:30 CEST)", World Health Organization, https://covid19.who.int/table，2021 年 11 月 3 日。

铺关门、学校停课……一些国家和地区一度陷入"停摆"状态。

在疫情防控期间，许多国家和地区都保持了社交隔离。为了避免聚集传染和医疗系统挤兑，不少医院被迫关闭。这给居民正常的医疗需求带来很多困扰和不便，对于需要不断复诊开药的慢性重症病人更造成了严重的影响。据统计，2020年疫情暴发初期，仅武汉一地就有40.8万名重症（慢性）疾病患者出现购药不便问题。① 但线下距离"增大"却导致了线上距离"变小"。

疫情暴发以来，中国公立医疗体系的一些互联网医院和以微医、阿里健康、好大夫在线、京东健康、百度健康、平安好医生等为代表的互联网医疗健康企业，发挥自身数字技术优势和平台优势，踊跃参与抗击疫情工作。中国在新冠肺炎疫情防控上取得了令人瞩目的成绩，互联网医疗健康在其中发挥了重要作用。同时，微医、阿里健康等中国互联网医疗健康企业积极开展国际救援，开辟了全球抗击疫情的"第二战场"，给深陷疫情的各国人民提供了帮助。

2020年，也因之成为全球数字健康发展的元年。

客观看，新冠肺炎疫情既是对各国公共卫生治理体系和治

---

① 《武汉重症（慢性）疾病患者买药怎么办？》，新华网，http：//www.hb.xinhuanet.com/2020-02/29/c_1125644583.htm，2020年2月29日。

理能力的重大考验，也是全球范围加速医疗健康领域数字化变革的催化因素。得益于第二次世界大战后全球稳定、经济增长和科技进步，许多国家的医疗卫生状况都有较大改善。但中国和西方发达国家在疫情防控措施和效果上的显著反差表明，突发公共卫生危机会急剧放大对医疗资源的需求，应对不力、处置不好的话，要么导致后果严重的"群体免疫"，要么因"挤兑"而导致对医疗体系的严重冲击，进而深刻影响到社会公众的身体健康和生命安全。困境的解决，既需要各国通力合作，加大医疗卫生资源供给、提高医疗健康服务质量和效率，也需要通过数字技术为医疗卫生赋能、优化资源配置，更需要以数字化手段助力全球卫生健康领域治理体系改革和治理能力提升。

二、数字健康的理念阐释

关于数字健康，此前概念不一。远程医疗、互联网医疗、数字医疗、智慧医疗、在线问诊、医疗信息化等概念影响广泛、众说纷纭。客观看，与互联网医疗健康、远程医疗等概念相比，

数字健康内涵更加深刻、外延更为广泛，更具包容性。①2018 年
5 月，第 71 届世界卫生大会通过关于数字健康的 WHA71.7 号
决议②，认为电子健康、医疗信息学、卫生信息学、远程医疗、
远程健康和移动医疗是过去 50 年中使用的一些术语，"数字健
康"一词，既体现了概念的包容性，同时又具有足够的灵活性。
世界卫生组织认为，数字健康鼓励各国发展数字技术，以数字
健康促进大众全生命周期健康，构建以健康为中心的数字健康
生态系统，将深刻改变卫生系统的运行方式和医疗健康的提供
方式。

　　WHA71.7 号决议强调数字技术有潜力推进可持续发展目标，
尤其有潜力通过改善卫生服务的可及性、质量和可负担性，支
持各国的卫生系统促进健康和预防疾病；强调有必要确保数字
卫生保健解决方案能够补充和增进现有的卫生服务提供模式，
加强以人为本的综合卫生服务，并促进改善人口健康和包括性
别平等在内的卫生公平，同时弥补有关数字卫生保健在这些方

---

　　① 鉴于国内社会公众对互联网医疗健康这一概念认知较早，使用较
为普遍，且互联网医疗健康是现阶段数字健康最主要的形态，本书未对互联
网医疗健康与数字健康的概念加以严格区分。

　　② "Seventy-first World Health Assembly", World Health Organization,
https://www.who.int/about/governance/world-health-assembly/seventy-first.

面的影响的证据空白；敦促会员国评估本国卫生领域数字技术的使用情况，包括在国家和国家以下各级卫生信息系统中，以便确定可改进的领域，并酌情优先考虑开发、评价、实施、扩展和更大程度利用数字技术，以此为手段促进人人享有公平、可负担和普遍可及的卫生保健服务，包括满足数字卫生保健领域弱势群体的特殊需要。①世界卫生组织的这个决议文件，促进了"数字健康"概念的形成和普及。

我们认为，数字健康是数字化时代全球医疗健康领域的一次深刻变革，其本质是以人民健康为中心，围绕人民群众全方位全生命周期健康，通过数字化、网络化、智能化技术赋能和平台支撑，与传统医疗健康服务深度融合而形成的新型医疗健康服务模式，可更好地提升医疗健康服务的质量与效率，促进医疗健康服务的普惠、均等、共享。一般来说，数字健康涵盖了数字医疗、数字医药、数字健保、数字医检、数字医养康养、医疗健康云服务等业态，涉及以互联网、大数据、人工智能等数字技术赋能下的预约挂号、智能导诊分诊、在线诊疗、家庭医生签约、慢病管理、健康教育、健康咨询、医疗信息查询、

① "Seventy-first World Health Assembly", World Health Organization, https://www.who.int/about/governance/world-health-assembly/seventy-first.

健康档案、疾病风险评估、电子处方、双向转诊、远程会诊、远程问诊、远程医疗监护、检查检验、随访管理和远程指导、心理咨询、心理辅导、药事服务、医保商保、医养康养等多种形式的医疗健康服务。

相比传统医疗，数字健康服务具有明显优势。一是具有流程再造优势。数字健康有助于优化就诊流程，疏导医院接诊压力，实现有效分流，满足分级诊疗的需求。二是便利医生和患者，缓和医生、医院和患者之间的关系。医生可以利用闲置时间进行线上诊疗，也可以根据自身情况调节线下会诊和线上诊疗的工作关系。患者则可以通过在线医疗获得更加便捷、优质的医疗资源，通过在线咨询、在线复诊、疾病查询、医患交流等可以有效解决很多慢病问题和基础健康问题，节省看病时间，提高就医效率；还可以通过自身的健康数据来判断身体健康情况，做出健康筛查、健康管理和干预，在更大程度上实现"我的身体我了解、我的身体我做主"。三是通过信息化系统提高医院的运营效率，优化配置资源。四是以数字技术跨越城乡健康鸿沟，使得偏远和农村地区也能享受到便捷、优质、普惠的健康知识和医疗健康服务，提高基本医疗服务均等化水平。五是通过数字技术所汇集的医疗健康大数据，助力健康知识累积和医疗科研，反哺医疗健康服务水平的提升。传统上对于常见病、慢性病，医生开药、病人离开，效果如何不知道，也未能积累病例数据，但互联网医疗可以利用医疗数据进行科学研究，辅助诊断诊疗，探索疾病规律，帮助医生提高医术；医疗健康大数据也有利于促进新的治疗方案开发，帮助医药企业进行药物研发和精准营销，保险公司也可结合医保报销和治疗数据来对保费进行科学精算和合理定价，防止过度治疗。

从实际情况看，当前人民群众对高质量医疗健康服务需求的日益增长和供给相对不足之间的矛盾日益突出，而数字化智能化技术赋能医疗健康无疑为解决这一矛盾提供了有效方案。近年来，中国数字健康蓬勃发展，正不断催生新技术、塑造新业态、拓展新应用、培育新生态、创造新价值。2020 年 10 月29 日，中国共产党第十九届中央委员会第五次全体会议通过的《中共中央关于制定国民经济和社会发展第十四个五年规划和二〇三五年远景目标的建议》明确提出，"推动构建人类卫生健康共同体"。在这个数字化的时代，数字技术无疑将极大地赋能人类卫生健康共同体的构建，通过构建普惠、均等、共享的数字卫生健康共同体，更好地促进世界各国在卫生健康领域的交流合作、互通共享，全面增进人民群众在医疗健康方面的获得感、幸福感、安全感。

三、本书的基本框架与内容

在前期理论研究和深入天津、山东、福建、北京、浙江、甘肃、西藏等省区市实地调查研究的基础上，我们撰写了本书，对全球数字健康发展历程和变革态势进行客观分析，对中国数字健康发展的历史和现状及业态类型进行全面梳理，对国内外数字健康平台典型模式进行比较分析，对数字卫生健康共同体的理论和实践特别是福建三明的数字健康成功实践、天津的基层数字卫生健康共同体和山东的病种数字卫生健康共同体探索进行系统分析和科学总结，对数字健康在欠发达地区帮扶的创新实践作了理论阐释和案例研究，对当前和下一步我国数字健康发展面临的困难问题与风险挑战作了认真分析和科学研判，并结合行业发展实际有针对性地提出思考建议，同时，还对"后疫情时代"的数字健康发展与愿景作了前瞻性思考。

本书的基本框架与主要内容如下：

引言部分，指出新冠肺炎疫情既是对各国公共卫生治理体系和治理能力的极限考验，也是全球范围促进卫生健康领域数字化变革的催化因素。2020年，因之成为全球数字健康发展的元年。在分析阐释世界卫生组织数字健康概念内涵和外延的基础上，本书结合中国国情作出自己的概念界定。

第一章"全球医疗健康的数字革命"，指出随着信息革命持续演进，数字技术不断迭代，数字化、网络化、智能化正加速驱动传统医疗健康行业向数字健康新阶段迈进，全球医疗健康正在经历一场数字革命。从现实看，看病难、看病贵、体验差，医保难保、报销难报，成为公众的痛点和社会矛盾的焦点。真正彻底解决这个问题，还需要以数字技术来赋能医疗健康服务，增强医疗资源供给，优化医疗资源配置，降低医疗资源浪费，提升公众医疗健康体验。从国际看，互联网与医疗健康领域的结合最初可以追溯到20世纪90年代，美国、加拿大、德国、英国、以色列等国家开始推动信息技术在整个医疗领域的应用，世界卫生组织也给予了高度关注。经过近30年的发展，以互联网医疗健康为主要代表的数字健康在主要发达国家取得了长足进步，已基本覆盖医疗健康服务各个环节，在发展中国家和欠发达国家也得到了一定程度的推广应用。中国数字健康方兴未艾、蓬勃发展。

第二章"中国数字健康发展历程与业态类型"，指出数字健康行业具有公益和市场双重属性，数字技术创新赋予其全新动能，尽管与发达国家相比，中国在这一领域起步稍晚，但大国大市场的巨大优势、庞大的人口基数和广阔的应用场景，为数字健康的快速发展提供了有利条件。自 20 世纪 90 年代以来，中国数字健康行业先后经历了萌芽期、探索期、成长期，如今正迎来机遇期。总的来看，数字健康领域技术创新迅速、市场发展活跃、公共政策包容、百姓获益明显，取得了很大的成就。数字健康涵盖了传统医疗健康服务的各个业态，就数字健康现有的业态类型看，大致可将其划分为数字医疗、数字医药、数字健保、数字医检、数字医养康养、医疗健康云服务六大业态。这些业态是相辅相成的，不能孤立看待任何一个业态，不同业态的深度融合与联动发展是数字健康发展的必然趋势。

第三章"国内外数字健康平台典型模式分析"。首先，结合典型案例，重点分析美国 6 种典型的数字健康平台模式：数字健康的凯撒模式、数字赋能的慢病管理模式、数字健康垂直服务模式、多场景整合型数字健康模式、精神和心理疾病数字健康管理模式、联合健康模式。美国数字健康平台发展经验主要得益于相对开放包容的政策环境，数字平台与保险金融体系、医疗体系的深度融合，传统医疗机构与保险机构的数字化转型，以用户为中心的健康管理模式创新，注重医疗健康领域核心技术研发与应用等。其次，重点分析我国公立医院数字健康平台与第三方数字健康平台典型案例，并在此基础上提出国内数字健康平台在发展中存在的问题和不足。其中，在分析 10 家公立医疗机构"互联网＋医疗健康"示范服务优秀案例的主要做法和成效基础上，提出公立医院数字健康平台在发展中存在的问题和挑战：一是医院信息化建设总体看取得较大进展，但互联网医院能力建设还亟待加强；二是各医疗机构间的医疗健康数据存在"信息孤岛"，医疗健康数据的互联互通和互认共享还远远不够；三是数字医疗、医保、医药联动不足；四是为患者提供个性化就医体验方面的服务能力有待进一步提高；五是具有互联网思维、懂经营善管理会运营的高端人才相对不足；六是数字健康发展的"容错"机制尚需进一步建立完善。另外，在重点分析微医、阿里健康、好大夫在线、京东健康、百度健康等典型案例核心业务与运营模式、成效与进展基础上，提出第三方数字健康平台在发展中存在的问题与不足：一是对国家数字健康战略和政策的理解把握还需进一步提高；二是具有公共产品属性的数字健康的多主体投入和参与问题；三是第三方数字健康平台与公立医院、保险机构等缺乏深度融合发展；四是核心技术的研发和应用有待进一步提升；五是国内数字健康企业国际化程度普遍不足；六是高端复合型人才缺乏。

第四章"构建普惠均等共享的数字卫生健康共同体"，首先从理论层面探讨了数字卫生健康共同体的理念蝶变、核心要旨与价值逻辑，指出新中国成立后，在经济发展水平不高的情况下建立起的面向基层群众的初级卫生保健服务体系，事实上构建了一种以人民健康为中心的"初级卫生健康共同体"。近些年大力推进的医联体、医共体建设，一定程度提高了县域医疗卫生资源配置和使用效率，提升了基层医疗卫生服务能力，推动了分级诊疗秩序构建。当前在我国不同区域、人群之间，基本医疗卫生服务仍存在较大的差异性，具体体现在城乡之间财政投入不均等、医疗卫生资源配置不均等、医疗卫生服务水平不均等。面对这些问题，必须适应数字时代的要求，建设以人民健康为中心，以数字化为支撑，以普惠、均等、共享为特征的数字卫生健康共同体。其次，从实践层面，结合实地调研深入探讨了福建三明的数字健康成功实践、天津的基层数字卫生健康共同体实践及山东的病种数字卫生健康共同体探索。从成效看，数字健康依托数字技术，充分发挥平台优化配置资源、零边际成本等优势，通过数字化赋能，促进资源下沉，提高医疗卫生服务的可及性和可负担性，很大程度上助推医疗卫生健康服务更加普惠、均等、共享。

第五章"数字健康在欠发达地区的创新应用：理论与实践"，从可行能力理论、人力资本理论、数字技术视角切入，围绕人的发展问题、健康问题，利用第一手资料对"互联网＋医疗健康"在边远地区、欠发达地区的帮扶案例进行深入研究，旨在为推动可持续发展目标（SDGs）、实现人人享有健康的愿景，促进基本医疗卫生服务普惠、均等、共享提供参考。根据对甘肃等地数字健康帮扶项目的实地调研，总结出五大成效，一是提高了财政资金帮扶成效，二是提高了政府贫困治理的效率，三是提高了欠发达地区群众的健康获得感，四是提高了基层医疗卫生机构的服务能力，五是提高了优质医疗资源帮扶能力。同时将数字健康帮扶典型经验归纳为"六化"：一是参与主体多元化，依托互联网医疗服务平台，实行"政府＋企业＋医院＋低收入家庭和人群"多方参与、合作共赢的健康帮扶模式。二是帮扶流程透明化，通过政府监管云，加强了政府卫生监管的手段，增加了低收入人口信息统计来源，提升了低收入人口信息统计的速度和准确度，使得帮扶流程更加透明化。三是运维服务本地化，解决"建医院、派专家"等传统健康扶贫留不住人才、远程医疗设备闲置的困境，保障项目可持续发展。

四是覆盖范围全域化，依托平台零边际成本、规模效应的优势，优化配置医疗资源，使优质医疗资源下沉到基层，全域化覆盖县乡村区域贫困人口。五是帮扶效果显性化，依托数字流动医院，将优质的医疗服务和体检服务送到百姓家门口，帮扶成效凸显。六是健康管理数字化，依托平台，基层医生通过数字化、智能化设备，对百姓健康信息进行连续记录，为百姓建立个人数字健康档案，对百姓健康状况进行动态监测，提高健康管理水平。

第六章"数字健康发展面临的问题挑战与思考建议"，指出当前中国数字健康发展还面临着很多困难与挑战，比如，政策支持还需继续发力、网络安全和数据安全存在隐患、互联网诊疗存在安全风险、医疗健康数据"烟囱林立"、核心技术创新不足与融合不够、医疗健康领域数字鸿沟问题亟待解决、数字健康国际合作尚待加强等。应对这些问题与挑战，一是要鼓励包容创新、突出审慎监管；二是要完善数字健康领域的政策法规体系；三是要建立医疗健康网络安全和数据安全防护体系；四是要打破医疗健康数据"烟囱林立"，实现数据互联互通、共享共用；五是要大力发展数字健康领域的核心技术，实现安全可控；六是要加强数字健康领域高层次复合人才队伍建设；七是要加强多层次多主体的联动，提升公民数字健康素养；八是要加大数字健康领域的国际合作。

第七章"'后疫情时代'的数字健康愿景"，指出当前疫情还在持续，以疫情被基本控制为节点，人类或将进入一个新的时代。在这个"后疫情时代"，一是传统线下医疗与数字健康必将深度融合、一体发展；二是数字健康将成为人工智能等新兴技术最大的应用场景；三是下一代移动通信技术将成为数字健康迭代升级的使能者；四是智能化可穿戴设备将成为人类身体的"延伸"和新一代健康"管家"；五是脑机接口在健康领域的应用将对人类生命产生颠覆性影响；六是数字化智能化将对心理健康领域产生重大深刻影响；七是数字健康产业将成为数字经济最宽的赛道之一；八是数字技术赋能中医药传承与创新，为传统医学再塑辉煌提供重要支撑；九是数字健康将为全球扶贫事业插上翅膀；十是数字化卫生健康治理将成为"后疫情时代"的必然选择；十一是医疗健康数据作为基础性战略性的生产要素，必将释放巨大影响力；十二是数字卫生健康共同体将成为人民群众获得高质量医疗健康服务的基本模式；十三是数字健康或将为生命伦理的彰显、医学人文关怀的增强、医学温度的持续提升提供难得契机。

　　本书的最后是附录，以表格的形式对近年来中国数字健康领域的主要政策文件和法律法规进行系统梳理，并概括其核心内容，以期裨益于今后的政策理论研究和实践探索。

第一章

全球医疗健康的数字革命

　　自 20 世纪 60 年代以来，互联网高速发展、不断创新，与之相应的新技术、新应用、新业态层出不穷。从医疗健康领域看，随着信息革命持续演进，数字技术不断迭代，数字化、网络化、智能化正加速驱动传统医疗健康行业向数字健康新阶段迈进，全球医疗健康正在经历一场前所未有的数字革命。

第一节　数字赋能成为趋势

　　数字化、网络化、智能化是这个时代科学技术创新发展和应用的最大特征。互联网、大数据、人工智能及物联网、区块链等高速发展、持续演进，目前正在步入代际跃升、全面渗透、跨界融合、加速创新的关键阶段，加速了劳动力、资本、能源、信息等要素的流动和共享，推动新应用、新模式、新业态竞相涌现。互联网＋购物、互联网＋社交、互联网＋医疗、互联网＋教育、互联网＋交通、互联网＋文化、互联网＋金融等创新发展，已经深刻改变了人们的生产生活方式，改变了公共服务和社会治理模式。2014年诺贝尔经济学奖获得者梯若尔认为，数字化将颠覆保险、医疗、能源及教育等领域，正如机器人将改变众多其他服务领域一样，基于机器学习的智能算法将重塑专业化的医疗、法律和金融服务（梯若尔，2020）。谷歌首席未来学家雷·库兹韦尔（Ray Kurzweil）几年前更曾大胆预言：在不远的未来，信息技术将让我们变得更加聪明、更加健康，纳米机器人将住在我们的血管，我们的大脑将会向云端传输数据，而人类将在 2045 年开始实现永生。

库兹韦尔的大胆预言引发了社会广泛热议。毋庸置疑，互联网、大数据、人工智能与传统医疗健康的结合，的确给人类健康带来了前所未有的想象空间。从现实看，人们日益增长的医疗健康需求与优质医疗健康资源及服务总体供给不足之间的矛盾，迫在眉睫需要解决，而数字化赋能医疗健康无疑为其提供了一种正确的路径选择。

医疗资源总体供给不足。医疗资源供给与社会需求之间的紧张，是几乎所有国家、所有时代的常态，突发公共卫生危机更是将这种紧张推向极致。但在可见的将来，人类社会尚不具备在任何状态下都能实现医疗资源"按需分配"的可能。即便在新冠肺炎疫情防控上取得了卓越成就，我国仍然面临严峻的医疗资源供给问题。2019 年我国每万人口全科医生 2.61 人，[①] 与《关于改革完善全科医生培养与使用激励机制的意见》中提出的

---

① 《2019 年我国卫生健康事业发展统计公报》，中华人民共和国国家卫生健康委员会，http://www.nhc.gov.cn/guihuaxxs/s10748/202006/ebfe31f24cc145b198dd730603ec4442.shtml，2020 年 6 月 6 日。

2030 年每万人 5 名全科医生的目标① 相距甚远。世界银行统计数据显示，2017 年，中国每千人口执业（助理）医师 1.98 人，远高于低收入国家（0.34 人）和全球的平均水平（1.57 人），与中高收入国家（1.97 人）、中低收入国家（0.80 人）的水平基本相当，但远低于高收入国家（3.06 人）的平均水平（图 1-1）。

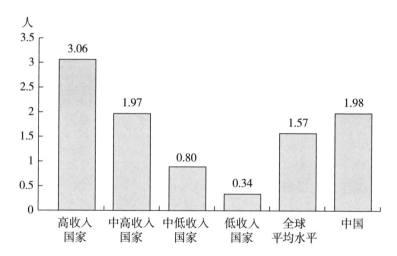

图 1-1　2017 年全球不同收入水平国家的每千人口执业（助理）医师

资料来源：作者根据世界银行统计数据库相关数据计算，https: //data.worldbank.org.cn/indicator。

优质医疗资源分布不均衡。2019 年我国城市每千人口拥有执业（助理）医师 4 人，农村只有 1.8 人；东部 11 省份拥有的三级医院数几乎与中西部 22 个省份持平。[①]

医疗健康服务体系不完善。2019 年我国总诊疗人次中，34354 家医院服务 38.4 亿人次（占 44.0%），954390 家基层医疗卫生机构服务 45.3 亿人次（占 52.0%）；前者床位数为 6866546 张，而后者只有 1631132 张。[②]特别是当前医疗卫生服务模式以医院和治疗为中心，无法满足老百姓对长期、连续健康照顾的需求，而且医疗、公卫、康复、养老体系尚未完全打通、融合不够。

医疗卫生资源总量不足。过度集中、分配不均，分级医疗体系实施不理想，也导致了医务人员激励机制不充分、不合理、不均衡，以药养医问题突出。医疗药品和器械采购环节存在腐败现象。医患关系紧张，暴力伤医事件影响恶劣。在医药流通

---

① 《2019 年我国卫生健康事业发展统计公报》，中华人民共和国国家卫生健康委员会，http://www.nhc.gov.cn/guihuaxxs/s10748/202006/ebfe31f24cc145b198dd730603ec4442.shtml，2020 年 6 月 6 日。

② 《2019 年我国卫生健康事业发展统计公报》，中华人民共和国国家卫生健康委员会，http://www.nhc.gov.cn/guihuaxxs/s10748/202006/ebfe31f24cc145b198dd730603ec4442.shtml，2020 年 6 月 6 日。

领域，由链条长、环节多、秩序乱带来的浪费占医疗卫生总费用的 30%—50%。① 药费虚高必然导致患者用药负担增加。

看病难、看病贵、体验差，医保保障水平有待进一步提高。2019 年全国卫生总费用达 65195.9 亿元，是 2008 年的 4.5 倍，已占 GDP 总量 6.6%，人均卫生总费用 4656.7 元。② 国家卫生健康委员会《2019 中国卫生健康统计年鉴》显示，1994 年以来，虽然中国城乡人均卫生费用均呈上升趋势，但城乡人均卫生费用差距却呈现扩大的趋势，2016 年，城市人均卫生费用是 4471.5 元，农村人均卫生费用是 1846.1 元（图 1-2），前者是后者的 2.422 倍。由于医疗资源区域分布不平衡、公共服务不均等、分级诊疗机制不顺畅，老百姓"赶路一小时、排队两小时、看病三分钟"的情况极为普遍。2016 年，过度检查、过度开药情况严重，医疗资源浪费大，群众经济负担重。虽然我国医疗保险覆盖率超过 95% 的人群，2019 年医保基金

---

① 数据来源：三明市医改办：《三明医改：星火燎原》，2018 年 12 月。

② 《2019 年我国卫生健康事业发展统计公报》，中华人民共和国国家卫生健康委员会，http：//www.nhc.gov.cn/guihuaxxs/s10748/202006/ebfe31f24cc145b198dd730603ec4442.shtml，2020 年 6 月 6 日。

支出达 17607 亿元，相较于 2009 年增长了 52.9%，① 但保障水平仍然不高，部分地区入不敷出。

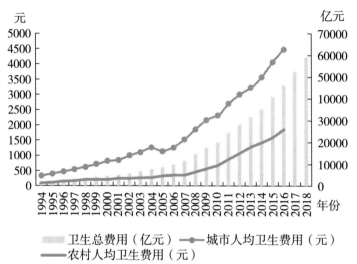

图 1-2　中国卫生总费用及城乡人均卫生费用状况

资料来源：作者根据国家卫生健康委员会《2019 中国卫生健康统计年鉴》数据计算。

医疗健康服务需求如果不能得到满足，就一定会成为公众的痛点和社会的矛盾。武汉因新冠肺炎疫情"封城"之初曾出现过医疗资源"挤兑"，主要还是依靠党的领导和集中力量办大事的体制优势，依靠强大的社会组织动员能力和医疗资源调配

① 《2019 年医疗保障事业发展统计快报》，中华人民共和国中央人民政府，http://www.gov.cn/guoqing/2020-03/30/content_5507506.htm，2020 年 3 月 30 日。

能力才解决问题。而真正彻底解决这个问题，还需要以数字技术来赋能基层医疗，增强医疗资源供给，优化医疗资源配置，减少医疗资源浪费，提升群众医疗健康体验。

数字技术必将赋能和重塑全球医疗健康的未来。以第五代移动通信技术（5G）为支撑，物联网、大数据、人工智能、区块链、增材制造（3D打印）等网络信息技术飞速发展，并与医疗卫生领域融合发展。医疗健康在数字化、网络化和智能化发展方面加速推进，可穿戴健康检测设备、智能化医疗器械、医用机器人、远程诊断设备、医学影像辅助诊断系统、临床决策支持系统等新技术新应用全方位发展，人体健康感知、公共卫生监测、在线医疗、远程手术、医保结算等新产品新业态全流程推进。技术变革正在为全球医疗健康事业增效赋能，数字健康造福人民的光明前景日益彰显。

新技术演进迭代，新基建方兴未艾。中国作为互联网应用活跃和大市场优势的网络大国，近年来，数字健康领域新技术新应用创新活跃，数据壁垒、数据孤岛问题得到高度重视，挂号、诊疗、医药、医保等链路日趋顺畅，医疗问诊平台、医药电商、健康管理等领域用户规模日益增长，细分市场众多的产业集聚已经形成，卫生健康治理体系不断完善、治理能力不断提升，监管政策法规环境持续优化，数字赋能的效果日益显现。

第二节　技术变革提供支撑

信息革命推动医疗健康行业进入新时代。网络信息技术的发展和应用为医疗健康产业的系统转型升级提供了基础支撑。数字健康业务开展过程中广泛利用人工智能、大数据、云计算、区块链、5G等数字技术，这些技术与医疗健康的深度融合，有助于优化医疗健康服务模式、拓展医疗健康服务空间，通过整合集成医院、医生、患者、企业和科研机构等不同主体，提供涵盖诊前、诊中、诊后等的全周期优质医疗健康服务。

（一）人工智能

通过人工智能技术对医疗健康知识进行深度学习，模拟医生思维和诊断推理，进而给出更具针对性的诊疗参考方案，为医生提供临床辅助诊断和辅助决策。智能可穿戴设备有助于动态化监测个体一些基本身体特征，如饮食、身体健康指数、睡眠等，对身体健康状况进行多维评估，及时识别疾病发生的潜在风险，提升个体健康管理水平。智能外科手术机器人、康复机器人、护理机器人和服务机器人等医疗机器人有助于降低医护人员负担，提高服务效率。通过大数据和人工智能技术的综合运用，开展辅助诊疗等，能够在一定程度上提升医疗健康服务绩效，为患者带来更好的诊疗与健康服务体验。

（二）大数据与云计算

随着医疗健康大数据规模的不断增长，如何坚持以人民健康为中心，更好地整合医疗健康数据资源，充分提取、利用数据潜在价值，是一个重要课题。在应用中，可以把加工好的数据做标签化处理，根据不同的需求实现用户的健康画像，为用户提供精细化健康管理档案，在确保数据安全的前提下，挖掘脱敏数据以及个人健康档案数据的潜在价值。如通过许可、统一数据标准规范等方式，可以向医疗服务提供方、科研机构提供数据服务，用于开展相关诊疗业务及科学研究，向人工智能、新药及医疗器械开发等企业推出数据业务，用于开发药品、医疗器械及相关产品。在医疗健康大数据的收集过程中，云计算可以提供按需扩展的存储资源，通过医疗健康云打通医疗机构各类信息系统，存储大量医疗健康数据，同时还可以提供高效的计算资源，便于在云上开展大数据分析和人工智能应用。

（三）区块链

区块链在支持医疗健康领域里的溯源类业务服务，如药物、饮片、疫苗、医废等具有显著优势。可实现面向单一实体对象相关流转过程构建模型，支持相关对象流转模型的标准类型数据加密链上分发存储，支持实体对象的大小类别关联，支持实时快速溯源查询交易与统计。区块链技术在性能、安全性、可扩展性、互操作性、数据真实性和隐私保护等方面具有比较优势，与医疗健康领域的有效结合，可在医疗资源配置、服务价值流转、服务收益分配和公共卫生治理等方面发挥更积极作用。

（四）5G 技术

5G 技术主要通过智能传感器、大数据、VR/AR/MR（虚拟现实 / 增强现实 / 混合现实）等技术在医疗设备与诊疗系统上的协同应用来发挥作用，实现实时医疗监控、全方位病人感知、全面整合医疗资源，推动医疗健康服务精准化、高效化、智能化、专业化发展。具体而言，5G 技术在医疗健康领域的应用主要体现在实现远程医疗覆盖，提供远程会诊、远程影像、远程超声、远程心电、远程病理等远程医疗服务。5G 技术在无线监测、远程诊断、移动查房、虚拟示教 / 培训、移动急救、导航定位、远程机器人超声、远程机器人手术等方面将具有广泛的应用。

数字技术在医疗健康领域的部分应用场景与技术路径见表 1-1。

表 1-1　数字技术在医疗健康领域的部分应用场景与技术路径

应用场景	技术路径
智能导诊、分诊	基于真实问诊的大数据，引入人工智能技术，深度学习训练科室多标签自然语言意图分类，帮助患者快速了解病情并对患者进行精准导诊分诊。
在线问诊	通过图文、视频、语音等智能问答交互方式，了解患者健康状况；基于人工智能技术，通过临床辅助决策系统（CDSS），辅助医生诊疗。
处方流转	基于人工智能、大数据、区块链等技术，提供实时事中审方，自动分析问题处方、识别疑似处方，实时反馈给医生和药师。
药事服务	基于大数据、区块链等数字技术完成药品全程追溯与溯源管理。
家医签约与慢病管理	围绕常见病、慢性病，开发服务家庭医生的 AI 辅助诊疗系统，建立基于大数据的患者画像，实现患者管理的分类分组分级。
远程会诊	建设远程会诊平台，借助网络技术、移动互联网技术、电子病历技术、多媒体技术、虚拟现实技术、4G/5G 通信技术等手段，实现医院和医院之间医学信息的远程传输和监控。
双向转诊	依托互联网平台，基于大数据、区块链、智能合约等数字技术，实时对接不同医疗机构间的转诊医师、转诊科室、转诊接收先决条件、转诊时间的约定等，提高转诊效率。
医保结算	通过人工智能视觉识别等技术，实现对患者的身份核验，建设统一支付平台。

第三节　国际实践日益丰富

互联网与医疗健康领域的结合最初可以追溯到 20 世纪 90 年代，美国、加拿大、德国、以色列等国家开始推动信息技术在医疗领域的应用，世界卫生组织也给予了高度关注。经过近 30 年的发展，以互联网医疗健康为主要代表的数字健康在主要发达国家取得了长足进步，已基本覆盖医疗健康服务各个环节，在发展中国家和欠发达国家也得到了一定程度的推广应用。

一、数字健康成为世界卫生组织关注的焦点

近年来，世界卫生组织一直在积极推进数字健康领域相关工作，发布并分享了许多用来加强数字健康研究和实施的资源，包括移动卫生保健评估和扩展计划（MAPS）工具包、数字健康监测和评估手册以及利用数字健康来终止结核病的机制等。2012 年，世界卫生组织与国际电信联盟合作编制并出版了《电子卫生保健战略工具包》。为支持政府监测和协调本国的数字投资状况，世界卫生组织开发了在线全球数字健康存储库——数字卫生地图集，实施者可以在其中记录数字卫生活动。2019 年 3 月 6 日，世界卫生组织宣布成立世界卫生组织数字健康部。

2019 年 4 月 17 日，世界卫生组织专门就世界各国如何使用数字技术来改善人民健康和基本服务发布了 10 项指南，其中包括使用数字工具进行出生证明登记、帮助健康工作者决策、使用远程医疗，以及利用数字健康教育服务等各个方面。世界卫生组织官员认为，数字化技术对实现全民健康覆盖至关重要，数字技术本身并不是最终目的，而是增进健康、维护世界安全、为弱势人群服务的重要工具。

2020 年，世界卫生组织《数字健康全球战略（2020—2025）》进一步明确了促进数字健康知识转让和全球合作、推动实施国家数字健康战略、加强全球和国家层面的数字健康治理、通过数字健康赋能实现以人为本的健康系统四个方面的战略目标。旨在通过数字健康技术加强医疗健康行业的快速发展，实现人人享有健康的愿景，使所有成员国，包括那些难以获得数字技术、商品和服务的成员国都能获得普惠、便捷的健康服务。为推动全球数字健康战略的实施，《数字健康全球战略（2020—2025）》制定了详尽的行动框架，主要由四个部分组成：承诺（鼓励国家、合作伙伴和其他利益相关方致力于实施全球数字健康战略）；催化（生成或维持一个能够加速促进全球数字健康战略合作的有利环境）；测量（监测和评估全球数字战略的有效性）；增强和迭代（根据经验和测量结果采取新的行动周期）。

二、数字健康在发达国家的广泛应用

发达国家数字技术水平相对先进，数字技术在发达国家医疗健康领域的应用较为普遍。整体而言，主要发达国家的数字健康具有起步早、基础强、应用范围广、发展势头强劲等特征。

（一）美国

美国最早将远程医疗技术投入应用。20 世纪 90 年代，美国通过制定保险计划支付、医药分离、医生多点执业等相关政策，引导医院使用互联网医疗等，推动美国数字健康快速发展。美国目前的数字医疗健康服务已基本覆盖医疗健康服务各个环节。医疗大数据分析平台 Rock Health 的《2019 年数字医疗消费者使用报告》显示，过去五年美国成年人对远程医疗、可穿戴设备和健康应用程序等数字健康工具的使用率持续攀升。美国艺术与科学院院士 Richard N.Foster 的研究显示，目前美国从事数字医疗健康的私营公司达 3000 多家，其中 200 多家为 AI 公司，平均每周都会有 2—3 家数字医疗健康公司诞生。

数字医疗服务。美国数字医疗服务主要由医疗保险公司、互联网医疗企业、医院 / 医疗集团的数字医疗平台提供。大多数医疗保险公司通过指定一家数字医疗企业平台为参保人提供医疗健康服务，少数商业医保公司建立了自己的互联网医院平台。数字医疗企业在数字医疗领域拥有绝对的技术优势，主要服务对象是医疗保险公司、医院/医疗集团、雇主。

美国数字医疗服务主要是非急诊服务，包括常见病、心理和精神科疾病三大类。医疗保险公司、互联网医疗企业、医院/医疗集团的数字医疗平台提供的线上服务大致相同。线上诊疗与线下诊疗的医保政策设计一致。数字医疗平台可以在除联邦法律规定禁止线上销售的管制药物处方之外，在全美范围内为病人开具线上处方。医生线上开出处方后，病人可以在选定的药房线下取药，也可以选择送药上门。

监管保障和政策突破。美国数字健康的快速发展得益于相对完善的政策法规体系（相关内容见表1-2）。新冠肺炎疫情期间，相关政策得到进一步"松绑"，美国联邦政府鼓励各州取消医生只能在执照颁发州出诊的规定，允许医生跨州提供互联网医疗服务。美国管制（特殊）药品监督管理局（DEA）注册的医疗从业人员无须进行线下医学检查评估，可使用数字医疗平台为病人开具管制药品处方。

表 1-2　美国数字健康相关领域主要政策法规

相关领域	主要政策法规
监管	2011 年发布医疗 APP 指导性草案，2012 年的《安全和创新法案》从法律层面确立美国食品药品监督管理局（FDA）对医疗 APP 的监管职责。
电子健康档案	2004 年，政府鼓励运用电子健康档案，推出医疗数字化举措；2005 年，美国国家卫生信息网在试点区域开发全国卫生信息网络架构原型，实施建立电子健康档案计划。2009 年，国家卫生信息技术协调办公室发布了 MU 激励计划（Meaningful Use），推动医院和供应商对电子健康档案的规范建设与使用。
隐私保护	1996 年，《健康保险携带和责任法》《经济与临床健康信息技术法案》等专项法案，规定 18 类隐私信息，界定医疗信息电子化等细节，制定相应的处罚和整改措施。
医疗保障	有 29 个州制定了远程医疗法案，联邦和 48 个州制定了互联网医疗补助计划，为远程医疗服务纳入医疗报销提供了依据。
网上处方药	网上处方药销售由美国联邦政府、各州政府和行业组织共同监管。FDA 主要负责监管网上药店是否销售未批准新药、假劣药品和无有效处方的处方药。
市场准入	2016 年，美国国会通过《21 世纪医疗法案》（*21st Century Cures Act*），明确规定某些应用数字健康技术的低风险医疗设备得以放宽或免除审查。
资质审核	通过强化医师注册、医患身份确认等方式开展"互联网 + 医疗"服务医师的资质。
放开首诊	2017 年 5 月，得克萨斯州废除了不能通过互联网医疗进行首诊的规定，这是美国最后一个废除此规定的州。

资料来源：作者根据 U.S. Department of Health and Human Services（1996）、于保荣等（2019）、寸待丽等（2020）相关文献资料整理。

（二）加拿大

与美国数字医疗发展相对同步，加拿大在20世纪90年代即开始了国家卫生信息化建设。2001年，加拿大联邦政府设立加拿大卫生信息通路公司（Canada Health Infoway Inc.）作为非营利的战略投资机构，卫生信息化建设形成了政府主导、专业公司运作、各省和地区协同的运营模式。1998年，加拿大通过了世界第一部《统一电子证据法》（*Uniform Electronic Evidence Act*），为电子病历作为证据提供法律支持。2001年，加拿大成立了非营利公司Infoway，旨在推动加拿大区域卫生信息网建设；2006年，Infoway与负责卫生信息化建设法规、标准和战略规划的加拿大卫生信息研究院（Canada Institute for Health Information）商讨，整合现有卫生信息标准组织，联合成立了标准协议组织（郭珉江等，2015）。Infoway还重点投资，建立覆盖加拿大全国范围内的统一标准电子健康系统。目前Infoway公司基本实现了实验室信息系统、药物信息系统、诊断成像系统等不同系统间的互联互通。2014年，萨斯喀彻温省设立远程医疗项目，重点关注儿童、孕妇、老年人等脆弱人群。借助可穿戴远程技术和设备，只需要一名当地护士和一名远程三级护理中心的专家，就可以对重症儿童进行会诊和治疗。2010年至今，加拿大以全国标准统一、可共享的电子健康档案为核心，推进医疗健康信息化建设，实现了从本地、区域、省到全国的点到点的电子健康记录信息共享和互操作。

（三）以色列

以色列具有先进的数字医疗水平，在预测医学、个性化医疗保健、远程医疗、大数据分析、医疗器械等方面获得较好发展。截至 2019 年，以色列医疗器械国际峰会（MED in ISRAEL 2019）已成功举办五届，不断向世界展示以色列对数字健康、生命科学、生物技术等的创新运用。

1995 年，以色列启动了第一批健康数据交换项目，[①] 医疗卫生健康机构开始实施电子处方和远程医疗，建立电子健康档案。2018 年 3 月，以色列通过一项医疗健康领域的"大数据库"国家计划，根据这一计划，以色列将在全国近 900 万居民的医疗健康记录数字化基础上，建立数字健康领域的国家级"大数据库"，在保护隐私和信息匿名的前提下，数据将用于学术研究、药物开发、个性化健康管理等。

---

① 《德国调查 17 国数字健康进展情况 爱沙尼亚位列第一》，中华人民共和国科学技术部，http://www.most.gov.cn/gnwkjdt/202001/t20200131_151299.htm，2020 年 1 月 31 日。

（四）日本

日本数字医疗健康的发展以电子病历最有代表性。20 世纪末，日本国立旭川医科大学和信州大学医院设立了远程医疗中心，投入电子病历研发。2000 年初，日本增加对电子病历的研发投入；2006 年，日本全国免费推广电子病历。截至 2019 年，日本 400 张以上床位的大型医院中，82.5% 开始采用电子病历，相关领先的数字医疗系统供应商致力于面向中小型医院推广（范先群等，2020）。日本计划通过医院、诊所和保健中心连接入网来实现信息共享并提升医疗效率，推动全国及地区医疗、保健网络的全面数字化。

（五）英国

2017 年，英国医疗体系信息化建设取得阶段性成效，国民健康数据由国家进行管理，全部联网。2018 年，英国完成全国统一的移动健康 APP 测试，为所有消费者提供个人医疗信息和健康数据便捷查询、预约就诊和医生随访管理等服务。英国互联网医疗服务系统主要有中央服务系统 NHC、地方服务系统 Albasoft 和互联网个人护理解决方案服务系统 NHC Choices、Grey Matters、Cellnovo、Handle my Health 等。其中，患者处于何地接受何种医疗服务，中央服务系统 NHC 可以通过特定的身份识别来获得患者的就医记录，同时监控医疗服务质量并根据患者的需求调整医疗服务计划。各地区系统之间相互连接，借助临床决策支持系统和医疗服务规划，可以提供更高效便捷的互联网医疗服务。互联网个人护理解决方案服务系统主要用于满足用户日益增长的自我健康管理和护理需求，通过远程移动监测、症状识别自查和危险值警示等服务来提高病人自我监控、预防、诊断和治疗能力。2018 年 5 月，英国推出《国家数据选择退出》（National data opt-out）相关规定 ①，患者可根据《国家数据选择退出》的建议和指导，自主决定自己的医疗数据是否可用于研究或其他目的，且随时可更改自己的选择。

（六）欧盟

20 世纪末以来，丹麦、爱沙尼亚、德国等的远程医疗得到了普及发展。之后，网络信息技术在医疗健康的系统应用与发展逐渐引起欧盟的重视。2004 年，欧盟委员会通过电子卫生保健行动计划，促进网络信息技术的相关研究和应用，建立开放和竞争的数字经济发展环境。为确保欧洲应对各种数字挑战具

---

① "National data opt-out", NHS Digital, https://digital.nhs.uk/services/national-data-opt-out.

备所需的技能和基础设施，2019 年，欧盟设立了一项 92 亿欧元的资助计划——数字欧洲计划（Digital Europe Programme），这一计划作为发展"数字单一市场"战略的一部分，计划投入 27 亿欧元用于发展超级计算，25 亿欧元用于人工智能，20 亿欧元用于网络安全，7 亿欧元用于发展数字技能，13 亿欧元用于确保数字技术在公共卫生、保健、教育等公共部门和公共利益领域的广泛应用，该计划预期将创造 400 万个就业机会，每年将创造 4150 亿欧元。[①]

1. 丹麦

在计算机信息技术、政府对医疗健康服务的重视和民众对政府部门的信任多重因素的推动下，丹麦创建了两个比较成熟和便捷的中央医疗保健数据网络系统 Sundhed.dk 和 MedCom。患者通过 Sundhed.dk 可以预约医生、订购药物、更新处方、查看药物记录和健康数据等。相关部门工作人员须通过安全证书才能在系统上访问患者相关的医疗信息和记录，用于患者治疗目的之外医疗健康数据的使用均需征得患者同意。通过 MedCom 系

---

① 《欧盟设立"数字欧洲"计划发展数字技术》，中华人民共和国科学技术部，http://www.most.gov.cn/gnwkjdt/201905/t20190522_146724.htm，2019年5月22日。

统，可实现 5000 多所医疗机构和 50 个不同的技术供应商使用同一个电子表格系统来为患者提供初级保健服务（寸待丽等，2020）。

2. 爱沙尼亚

爱沙尼亚已全面实行电子处方和电子病历，并建立了一个国家级的健康门户网站。爱沙尼亚全国性的健康数据交换网络存有全体国民的病史数据，在很大程度上起到了方便诊断、缩短疗程的作用。医疗卫生信息和管理系统协会（Healthcare Information and Management Systems Society，缩写 HIMSS）与管理咨询公司麦肯锡（McKinsey & Company）共同开展的《2019年度欧洲电子健康调查》显示，爱沙尼亚已经取代丹麦，成为欧洲领先的电子健康国家。例如，欧盟公民可以在爱沙尼亚药房检索芬兰医生以电子方式开出的处方药。

3. 德国

2000 年初，德国远程医疗系统进入普及阶段，远程医疗网络加强了各医疗系统中包括医院和各社区之间的合作。2009年，德国在 Mobile World Congress（MWC）上成立了移动医疗（mHealth）联盟，在世界范围内推广移动医疗。

三、数字健康在欠发达地区的推广应用

数字技术无远弗届，能够造福偏远贫困地区。在全球医疗健康向数字化方向快速迈进的同时，发展中国家和地区尤其是极不发达国家和地区不应该被排除在外。2012 年，世界卫生组织发布的《远程医疗：在成员国当中的机遇和发展》指出，发展中国家可以借助远程医疗拓宽就医渠道。数字医疗也正逐渐在发展中国家兴起，如蒙古偏远地区孕产妇和新生儿健康远程医疗支持项目、墨西哥妇女乳腺癌远程医疗项目、巴西米纳斯吉拉斯地区远程会诊和心电图诊断项目等。印度设立了阿波罗远程网络基金（Apollo Telemedicine Networking Foundation）。[①]为了适应印度农村地区医疗服务的远程咨询和会诊服务，阿波罗医疗开发了远程会诊系统。阿波罗远程医疗服务（Apollo TeleHealth Services）的目标包括为最远的患者提供无障碍访问，使用最先进的技术和最佳的医疗从业者，为患者提供高质量的医疗保健服务。另外，印度 Gujarat 远程医疗网络项目与远程心脏病学，已逐渐扩大到全国范围。

---

① Apollo Telemedicine Networking Foundation，http://www.atnf.org/.

第四节　国内发展方兴未艾

一、中国数字健康成就斐然

我国健康事业取得了巨大的成就，出生时预期寿命从 1965 年的 45.549 岁上升到 2019 年的 76.912 岁，每 1000 人医院床位数从 1965 年的 1.44 个上升到 2017 年的 4.31 个，每 1000 人医生数从 1965 年的 1.07 个上升到 2017 年的 1.979 个（图 1–3）。与此同时，以互联网医疗健康为代表的数字健康事业成效凸显。第 47 次《中国互联网网络发展状况统计报告》显示，截至 2020 年 12 月，我国在线医疗用户规模为 2.15 亿，占整体网民数的 21.7%。

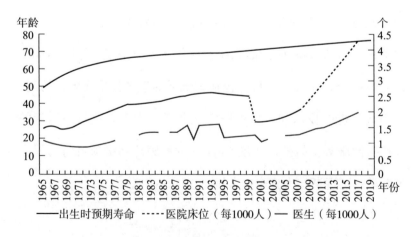

图 1–3　我国健康事业成效凸显

资料来源：作者根据世界银行统计数据库相关数据计算，见 https://data.worldbank.org.cn/indicator。

（一）互联网医院建设加快

受益于互联网医疗健康准入政策、强烈的市场需求以及新冠肺炎疫情的影响，互联网医院数量呈爆发式增长，建设已呈现全面铺开之势。据不完全统计，截至 2021 年 3 月，7700 余家二级以上医院建立起了预约诊疗制度，提供线上服务，全国建成互联网医院超 1100 家。[①]互联网医院为患者提供了极大的便利，有效降低了复诊、检查、购药等方面的时间成本。公立医院与互联网医疗服务平台提供的互联网医疗健康服务让群众足不出户就能享受便捷的医疗健康服务。

（二）医疗机构服务效率显著提升

互联网医疗健康有助于重塑医疗服务模式与管理模式，实现流程再造，提高医疗机构服务效率。浙江省将电子健康卡和电子社保卡融合成"一卡通"，这个改变把病人到医院就诊环节从 8 个减到 3 个，交费排队从过去至少两次到现在不需要排队缴费。新冠肺炎疫情防控期间，各地依托"互联网＋医疗健康"为群众提供了防疫科普、在线咨询、心理疏导、远程会诊、慢

---

① 《卫生健康委举行发布会介绍"互联网＋医疗健康""五个一"服务行动有关情况》，中华人民共和国中央人民政府网，http://www.gov.cn/xinwen/2021–03/23/content_5595186.htm，2021 年 3 月 23 日。

病复诊以及药品配送等一系列服务，降低了线下聚集的感染风险，也保障了群众的医疗需求。[①]另外，对于基层医疗机构来说，通过人工智能辅助系统、依托平台实现远程会诊、远程诊断等，有助于提高基层医疗机构的诊疗能力。互联网医疗健康的发展使优质医疗资源与基层医疗接轨，跨越了物理空间的局限，提高了优质医疗资源的可及性。

（三）患者获得感持续提高

互联网医疗健康优化了患者的就医流程，提升了就诊体验，有助于解决"就医难、就医慢、就医贵"等问题。医生与患者之间通过图文、视频等线上形式实现诊疗服务，让患者少排队、少走路，有助于减少患者就医的附加成本，提升患者就医体验。互联网医疗为老年人就诊购药及后续健康管理服务等提供极大便利。互联网医疗健康服务主要以慢性病、常见病复诊为主。对患有慢性病的老年群体来说，患者需经历预检分诊、挂号候诊、诊室就诊、缴纳费用、检查、取报告单、取药、复诊等一系列过程，存在挂号时间长、候诊时间长、取药时间长等问题。

---

① 《国务院新闻办公室 2020 年 10 月 28 日新闻发布会文字实录》，http://www.nhc.gov.cn/xcs/s3574/202010/7986d6426b8e4593be7cd5f8236ab15c.shtml?from=groupmessage，2020 年 10 月 29 日。

互联网诊疗将远程诊疗、线上购药以及配送药品等服务"云"服务化，使患者足不出户便可解决看病就医问题，节约了患者的时间和资金成本，使行动不便的老年患者居家就能享受到优质的医疗健康服务。

二、数字健康快速发展的驱动因素

（一）政策引领：开放包容的政策营造良好发展氛围

《"健康中国 2030"规划纲要》《国务院办公厅关于促进"互联网＋医疗健康"发展的意见》等纲领性文件积极鼓励数字技术在健康医疗领域的发展与应用。《互联网诊疗管理办法（试行）》《互联网医院管理办法（试行）》《远程医疗服务管理规范（试行）》等相关政策文件的出台，促进了数字健康特别是互联网诊疗的发展。2020 年 12 月，国家卫生健康委、国家医疗保障局、国家中医药管理局发布《关于深入推进"互联网＋医疗健康""五个一"服务行动的通知》，提出"鼓励各地运用智能物联终端设备，开展慢性病患者和高危人群的特征指标数据的监测跟踪和管理，结合家庭医生签约服务，将健康管理下沉到社区服务站点。推进互联网诊疗服务，充分发挥互联网医院在基层医疗服务中的作用，引导重心下移、资源下沉，有序促进分级诊疗"。《关于推进新冠肺炎疫情防控期间开展"互联网+"医保服务的指导意见》《关于深化医疗保障制度改革的意见》《关于完善"互联网+"医疗服务价格和医保支付政策的指导意见》等文件鼓励将互联网诊疗费用纳入医保，进一步推动了数字健康的发展。

（二）技术支撑：数字技术赋能优化医疗健康服务模式

人工智能、大数据、云计算、5G等数字技术与医疗健康的深度融合，极大地优化了医疗健康资源配置，重塑了医疗健康服务流程与模式。在2018年12月召开的中央经济工作会议上，我国首次提出"加快5G商用步伐，加强人工智能、工业互联网、物联网等新型基础设施建设"；2020年初，国务院明确提出要"出台信息网络等新型基础设施投资支持政策"。网络信息技术通过对媒体、通讯、零售、传统金融等行业的升级改造，在打造新媒体、电子商务、互联网金融等方面已经取得很大成就，积累了不少成功经验。这些都为以互联网医疗健康为代表的数字健康行业发展提供了样本和典范。

网络的价值在于互联，信息的价值在于互通。特别是5G技术的成熟和商用的迅速展开，在使人类迈入万物互联新时代的同时，也蕴藏了改进甚至重塑社会结构的力量。5G时代的互联网，会在更大程度上打破信息不对称、突破物理时空限制，更好地实现信息的自由、互动、开放、共享。随着国内 5G 网络的商用，可轻松实现 10 毫秒以内的低时延数据传输，使远程遥控操作逐步成为现实。2019 年 7 月，北京协和医院远程医学中心与眼科首次完成了 5G 网络环境下眼底激光手术的远程实时指导，眼科专家在医院实时查看患者的眼底图像，根据影像数据制定治疗计划，完成远端的术前定位与步进式治疗，术中实时查看激光治疗进度与治疗效果。[①]

万物互联和数据流动，也成为数字经济时代商业模式的基础。数据日益成为重要战略资源和生产要素。互联网逐渐对效率低、痛点多、空间大、具有长尾特征的行业进行渗透，发挥互联网的工具属性和赋能功能，提高相关行业的效率和价值。我国医疗服务行业亟须借助互联网、大数据、人工智能及物联网、区块链等技术优势实现行业提升和改造，实现对医疗资源的高效合理配置，使数字化条件下的高效率、高质量医疗成为趋势和现实。

---

① 《远程医学平台化促进医院功能延伸——"远程—临床"合作模式浅析》，中国医院协会信息专业委员会，https://chima.org.cn/Html/News/Articles/8710.html，2021 年 3 月 24 日。

（三）创新驱动：模式变革提升医疗健康服务质量

无论是优化流程、提高效率，还是便民惠民、实现分级诊疗，数字化转型在很多维度对传统医疗机构的发展起到了重要的驱动作用。在国家政策支持下，各级各类公立医院积极投入医疗信息化建设和互联网医院建设，取得了很大进展。国家卫生健康委规划发展与信息化司指导编写的《健康为民信息化技术发展实践："互联网＋医疗健康"示范服务优秀案例集》显示，近年来，公立医疗机构在推进"互联网＋医疗健康"服务的实践中涌现出一批优秀案例。如北京大学第三医院基于 APP 为患者提供线上医疗服务，快捷办理电子就医卡；实现电子票据线上全流程无纸化应用，节约排队等候时间；通过线上开具处方＋线上审方＋线上缴费＋即时调剂＋第三方物流集中配送药品。截至 2020 年 8 月 1 日，累计患者端注册用户 39 万余人，在线服务医师超过 700 名，有效订单近 10 万单，订单回复率近 90%。从第三方数字健康平台企业的创新发展来看，目前阶段，我国数字健康企业在技术创新、应用创新以及商业模式、服务模式创新等方面都取得了较好的成效。在政策合规的范围内，一批第三方平台企业先后设立互联网医院、发展医学人工智能技术和应用，进一步助推了数字健康的快速发展。

　　随着我国经济、科技、社会的发展，人民群众的健康观念也在不断变化，人们对健康管理的需求更加趋向个性化、多元化、多样化。在政策引领、技术支撑、创新驱动等综合因素作用下，我国数字健康呈现出蓬勃发展的态势，在政策监管、数字医疗技术发展、医疗机构建设和患者就医体验方面取得了显著成效，但仍有部分问题亟待解决。未来，为进一步推进健康中国战略的实施，应继续坚持审慎监管、包容创新的治理理念，加大对数字医疗、医药、医保等方面的政策支持力度，为数字健康发展保驾护航；充分发挥数字化手段赋能的作用，实现医疗机构服务流程再造、服务模式再造；坚持"以人民健康为中心"的发展理念，充分发挥平台在医疗资源优化配置中的作用，使数字健康资源下沉，为基层及偏远地区群众提供可及、可负担的医疗健康服务，提高人民群众在医疗健康领域的获得感、幸福感、安全感。

第二章
中国数字健康发展历程与业态类型

　　数字健康行业具有公益和市场双重属性，持续不断的数字技术创新赋予其全新动能，巨大的中国市场勾勒其加速发展前景，良好的政策环境为其健康发展提供广阔空间。总的来看，经过近30年的发展，中国数字健康领域技术创新迅速、市场发展活跃、公共政策包容、百姓获益明显，取得了很大的成就。

第一节　发展历程

自 1994 年中国全功能接入国际互联网以来，中国互联网蓬勃发展，互联网医疗健康作为一种新的业态也应运而生。尽管与发达国家相比，中国在这一领域起步稍晚，但庞大的人口基数、巨大的市场优势和广阔的应用场景，为以互联网医疗健康为代表的数字健康的快速发展提供了有利条件。

总的来看，中国数字健康行业先后经历了萌芽期、探索期、成长期，如今正迎来发展机遇期。

一、萌芽期（2010 年之前）

20 世纪 90 年代以来，中国的门户网站、搜索引擎、电子商务等业态逐渐萌发，借鉴网络资讯和电子商务的平台和模式，基于 PC 端和移动终端的患者导医、预约挂号、健康咨询、医疗科普、医药电商等服务不断兴起，医疗信息化快速发展，为医患之间搭建交流的平台，延伸了服务范围，丰富了服务体验。

这个阶段的探索主要集中在医疗信息化服务、在线挂号咨

询和互联网医药电商，但应用范围和市场规模不大。20 世纪 80
年代开始，远程医疗的雏形已经出现。1986 年广州远洋航运公
司最先开启了远程医疗，对远洋中的急症船员实施电报会诊。
1988 年解放军总医院通过卫星与德国医疗机构进行远程会诊。
1995 年上海教育科研网、上海医科大学启动远程会诊项目并建
立远程医疗会诊研究室。与此同时，医疗卫生系统信息化建设
开始探索与起步，部分大型公立医院通过自筹资金的方式在医
院内部建立医院信息系统（HIS），进而提升医院内部的医疗、
流程与资金的综合管理质量。1997 年，我国制定 HIS 的规范体
系标准。同年，原国家卫生部使用卫生卫星专网，正式开通中
国金卫医疗网，全国网络管理中心在北京成立并投入运营，该
网络当时涵盖了北京、上海、广州、福建等全国多个省市的 100
多家医院，以开展远程会诊、远程会议和远程教学培训等为主
要业务。进入 21 世纪，区域医疗卫生信息系统建设得到进一步
发展，部分省、市地区的政府开始尝试搭建区域卫生专网，医
疗机构加大对信息系统建设的投入力度。2009 年中共中央、国
务院在《关于深化医药卫生体制改革的意见》中指出，"以建立
居民健康档案为重点，构建乡村和社区卫生信息网络平台；以
医院管理和电子病历为工作重点，推进医院信息化建设"，将信

息化建设提升为医改的"四梁八柱"。同年5月，原卫生部制定《健康档案基本架构与数据标准》，推动了大型医院信息化建设取得显著成效，居民健康档案标准化和规范化建设发展，并通过各地的区域医疗卫生信息平台建设，实现区域内信息互联互通与信息共享（范先群等，2020）。同年，原卫生部印发《关于在公立医院施行预约诊疗服务工作的意见》。随即，第三方预约诊疗平台"挂号网"诞生，打通医院内网与互联网，在实体医院、医生和患者之间搭建桥梁，为患者提供线上预约挂号等服务。丁香园、好大夫在线、春雨医生等搭建专业交流平台，提供医疗信息服务。该时期数字化手段在诊断和治疗等关键环节渗透较低，主要包括导诊、门诊加号、医生信息查询、医患沟通平台、就医体验分享等医疗服务。

为强化对线上医药活动的规范管理，政府相关主管部门相继出台了有关药品在线交易活动的政策规范，以应对市场的发展变化。2000年，多地出台允许线上销售非处方药的试点政策。原国家食品药品监督管理总局于2004年颁布了《互联网药品信息服务管理办法》，规范通过互联网向用户提供药品（含医疗器械）信息的服务活动，要求提供互联网药品信息服务的互联网站取得相关的服务资格；2005年发布《互联网药品交易服务审批暂行规定》，加强对互联网药品购销行为的监督管理，对互联网药品交易服务的实施主体、服务范围、监管标准等内容进行了明确界定，相关企业从事活动前需取得相对应的资格证书；该规定允许取得相关资格的电子商务企业向个人消费者提供非处方药产品的交易服务，同时要求严格规范许可证审批流程和管理。这些政策的出台促进了医药电商的发展，第三方互联网平台和药店连锁企业开始进入互联网医药零售。但在这一阶段，互联网医药电商的市场规模整体不大。

二、探索期（2011—2014 年）

这一时期，资本和产业界开始对互联网医疗健康蕴含的巨大潜力和价值给予高度关注。国内外头部企业和资本纷纷涉足互联网医疗健康，产业呈现快速发展势头。这个阶段的实践主要涉及医药电商的规范管理、远程诊疗的加快发展、互联网医疗轻问诊模式的推广和落地等。

在医药电商的规范管理方面，2013 年 7 月，原国家食品药品监督管理总局开展"两打两建"专项行动，其中包括严厉打击网上违法售药行动。同月，国家食品药品监督管理总局、国家互联网信息办公室、工业和信息化部、公安部、国家工商行政管理总局 5 部门联合公布了《关于印发打击网上非法售药行动工作方案的通知》，用以进一步加强互联网药品销售和发布药品信息的监管，严厉打击网上销售假药和违法售药行为，整顿和规范网上售药秩序。2013 年 10 月，国家食品药品监督管理总局发布《关于加强互联网药品销售管理的通知》，明确零售单体药店不得开展网上售药业务，强调药品零售连锁企业通过药品交易网站只能销售非处方药，一律不得在网站交易相关页面展示和销售处方药。不过，2013 年 11 月、2014 年 7 月，国家食品药品监督管理总局先后批复河北、广东、上海食品药品监督管理局，同意第三方平台药品网上零售试点的申请，试点期限均为一年。

在这个阶段，互联网远程医疗加快发展。2014 年 8 月 21 日，原国家卫生计生委发布《关于推进医疗机构远程医疗服务的意见》，首次提出医疗机构通过信息技术手段对患者开展远程服务属于远程医疗。根据该意见，远程医疗服务是一方医疗机构邀请其他医疗机构，运用通信、计算机及网络技术（以下简称"信息化技术"），为本医疗机构诊疗患者提供技术支持的医疗活动。医疗机构运用信息化技术，向医疗机构外的患者直接提供的诊疗服务，属于远程医疗服务。远程医疗服务项目包括：

远程病理诊断、远程医学影像（含影像、超声、核医学、心电图、肌电图、脑电图等）诊断、远程监护、远程会诊、远程门诊、远程病例讨论及省级以上卫生计生行政部门规定的其他项目。

这一时期的互联网医疗服务模式主要集中在预约挂号和轻问诊两个方面。由于在互联网预约挂号出现之前，已经存在114等电话预约挂号的方式，所以预约挂号是最容易转化到互联网平台并取得用户信任的服务。在轻问诊方面，国家自2009年开展医生多点执业试点，到2014年已经在全国范围内推广，而患者也有在互联网上请医生对一些日常疾病和健康管理给予诊断和判断的需求。总体来看，这一时期互联网医疗服务产品的形态增多，但付费的转化率依然较低，市场规模较小。

三、成长期（2015—2019年）

2015年12月16日，第二届世界互联网大会在乌镇开幕，习近平主席发表主旨演讲指出："去年，首届世界互联网大会在这里举办，推动了网络创客、网上医院、智慧旅游这些新的业态快速发展，让这个粉墙黛瓦的千年古镇焕发出新的魅力。乌镇的网络化、智慧化，是传统和现代、人文和科技融合发展的生动写照，是中国互联网创新发展的一个缩影，也生动体现了全球互联网共享发展的理念。"乌镇互联网医院是全国首家真正意义上的互联网医院，依托线下实体医院，提供在线复诊、远程会诊、家庭医生签约等服务，开创了在线预约、远程诊疗、在线处方等一系列融合式医疗服务的先河。此后，政府部门高度重视，各类政策利好释放，在政策合规的范围内探索互联网诊疗发展的可能性，数字健康各类新业态竞相涌现。

2018年4月，国务院办公厅印发《关于促进"互联网＋医疗健康"发展的意见》（国办发〔2018〕26号），这是一个具有里程碑意义的政策性文件，文件明确允许依托医疗机构发展互联网医院，医疗机构可以使用互联网医院作为第二名称，在实体医院基础上，允许在线开展部分常见病、慢性病复诊。支持医疗卫生机构、符合条件的第三方机构搭建互联网信息平台，开展远程医疗、健康咨询、健康管理服务。同年9月，国家卫生健康委员会、国家中医药管理局印发《互联网诊疗管理办法（试行）》《互联网医院管理办法（试行）》《远程医疗服务管理规范（试行）》，明确了互联网诊疗的定义，明确互联网医院概念，包括作为实体医疗机构第二名称的互联网医院，以及依托实体医疗机构独立设置的互联网医院；允许部分常见病、慢性病复诊和"互联网＋"家庭医生签约服务，但不得对首诊患者开展互联网诊疗活动。这一时期，人工智能、大数据、云计算等新技术应用广泛，医疗信息化建设不断增强，互联网医院破茧而出，方兴未艾，线上线下医疗健康服务闭环初步打通。

2016年，《"健康中国2030"规划纲要》首次将互联网医疗提到国家战略层面。同年，宁夏回族自治区银川市率先出台了《银川互联网医院管理办法（试行）》等政策性文件，对互联网医院的发展起到了积极作用。大量第三方平台，如好大夫、微医、丁香园、春雨医生、医联等20多家互联网医疗企业，先后在当地设立互联网医院。

医保结算信息化有所推进，探索政府开放结算平台，与第三方支付平台进行合作，但应用场景主要是传统医疗环节的支付便利化。2018年之后，"三医联动"成为国家医疗改革的主路径，互联网医药、互联网诊疗、互联网医保都有了很大发展。

四、机遇期（2020年至今）

2020年被认为是数字健康发展元年。新冠肺炎疫情的暴发，无疑深刻影响了全球医疗卫生健康领域的变革。中国在新冠肺炎疫情防控上取得了显著成效。疫情蔓延期间，一些公立医疗机构和以微医、阿里健康、好大夫在线、京东健康、平安好医生、百度健康等为代表的数字健康企业纷纷搭建义诊平台，参与到国内外抗疫的进程中，在筛查轻症、分流患者、降低线下交叉感染风险等方面，发挥了积极作用。

客观地看，疫情也促使政府、产业界、资本界和社会公众加深了对数字健康重要性的认识。疫情期间，医院正常的医疗服务受到影响，一些医院关闭了线下门诊，大量常见病患者、慢性病患者无法线下就诊，催生出对互联网医疗的刚需。

新冠肺炎疫情暴发后，国家对以互联网医疗健康为代表的数字健康政策支持力度持续加码。国家卫生健康委员会先后印发一系列政策文件，鼓励通过"互联网＋医疗服务"助力疫情防控。2020年2月3日，印发《关于加强信息化支撑新型冠状病毒感染的肺炎疫情防控工作的通知》，要求进一步推动发挥信息化在辅助疫情研判、创新诊疗模式、提升服务效率等方面的支撑作用，鼓励在线开展部分常见病、慢性病复诊及药品配送服务，降低其他患者线下就诊交叉感染风险。2月7日，印发《关于在疫情防控中做好互联网诊疗咨询服务工作的通知》，提出要充分发挥互联网医疗服务优势，大力开展互联网诊疗服务，特别是对发热患者的互联网诊疗咨询服务，进一步完善"互联网＋

医疗健康"服务功能，包括但不限于线上健康评估、健康指导、健康宣教、就诊指导慢病复诊、心理疏导等。6月28日，印发《关于做好信息化支撑常态化疫情防控工作的通知》，明确支持互联网医疗服务平台与多类型、多层次医疗服务主体合作，提供线上线下相结合的全流程服务，构建"医联体式"的互联网医院格局，打造符合分级诊疗要求的"互联网＋医疗健康"新秩序。

2020年3月2日，国家医疗保障局、国家卫生健康委联合印发《关于推进新冠肺炎疫情防控期间开展"互联网＋"医保服务的指导意见》，提出对符合要求的互联网医疗机构为参保人提供的常见病、慢性病线上复诊服务，各地可依规纳入医保基金支付范围。互联网医疗机构为参保人在线开具电子处方，线下采取多种方式灵活配药，参保人可享受医保支付待遇。诊疗费和药费医保负担部分在线直接结算。3月5日，中共中央、国务院印发《关于深化医疗保障制度改革的意见》，明确将符合条件的医药机构纳入医保协议管理范围，支持"互联网＋医疗"等新服务模式发展；适应异地就医直接结算、"互联网＋医疗"和医疗机构服务模式发展需要，探索开展跨区域基金预算试点；加强区域医疗服务能力评估，合理规划各类医疗资源布局，促进资源共享利用，加快发展社会办医，规范"互联网＋

医疗"等新服务模式发展。2021 年 7 月 7 日，国务院总理李克强在国务院常务会议上强调，引入商业保险机构参与医保服务，丰富保险品种，提高医保精算水平；推行医保报销一次告知、一表申请、一窗办成；依托"互联网 +"，实现医保服务"网上办""掌上办"。

面对疫情带来的压力，为支持互联网医疗新业态新模式，培育新经济发展，2020 年 4 月 7 日，国家发展改革委、中央网信办联合印发《关于推进"上云用数赋智"行动 培育新经济发展实施方案》，提出以国家数字经济创新发展试验区为载体，探索推进互联网医疗医保首诊制和预约分诊制，开展互联网医疗的医保结算、支付标准、药品网售、分级诊疗、远程会诊、多点执业、家庭医生、线上生态圈接诊等改革试点。7 月 15 日，国家发展改革委、中央网信办、国家卫生健康委、国家医疗保障局等 13 部门联合印发《关于支持新业态新模式健康发展 激活消费市场带动扩大就业的意见》，提出积极发展互联网医疗，以互联网优化就医体验，打造健康消费新生态；规范推广慢性病互联网复诊、远程医疗、互联网健康咨询等模式，支持平台在就医、健康管理、养老养生等领域协同发展，培养健康消费习惯；将符合条件的"互联网 +"医疗服务费用纳入医保支付范围。

同时，北京、天津、黑龙江、宁夏、辽宁，湖北武汉、黄冈、恩施等多地政府卫生健康部门与第三方平台合作，呼吁市民进行线上咨询和诊疗，并加大在线医保支持力度。如天津市卫生健康委员会发布了《市卫生健康委关于在疫情防控中开展"互联网＋医疗咨询"服务工作的通知》，天津市医保局、天津市卫生健康委、天津市人社局联合发布了《关于规范"互联网＋"医疗服务价格和医保支付政策的通知》，天津市医保局发布了《关于在新冠肺炎疫情防控期间支持定点医疗机构开展互联网诊疗服务的通知》，黑龙江省卫生健康委员会发布了《关于开展互联网医院线上诊疗服务工作的紧急通知》，宁夏回族自治区卫生健康委员会发布了《关于在疫情防控中开展互联网诊疗咨询和远程医疗服务工作的通知》。

国家卫生健康委员会规划信息司 2020 年 3 月 20 日发布的数据显示，国家卫生健康委员会属管医院互联网诊疗比 2019 年同期增长 17 倍，一些第三方平台互联网诊疗咨询量增长 20 多倍，处方量增长了近 10 倍。①

---

① 《国家卫生健康委员会：委属管医院互联网诊疗比去年同期增加 17 倍》，人民健康网，http://health.people.com.cn/n1/2020/0320/c14739-31641811.html，2020 年 3 月 20 日。

面对疫情，微医互联网总医院在 2020 年 1 月 23 日（除夕前夜）火速上线"新冠肺炎实时救助平台"，为老百姓提供在线咨询、心理救助、在线复诊、医保用药和防疫科普等服务，截至 2020 年 10 月 15 日，累计访问咨询量超过 1.57 亿次，累计提供医疗服务超 223 万人次。好大夫在线的网上义诊行动，截至 2020 年 7 月，累计为国内百姓和海外华人华侨提供咨询、义诊 516 万人次。阿里健康上线"在线义诊"服务，上线 24 小时的义诊活动页面累计访问用户数接近 40 万。"急送药"服务特殊时期不停歇，武汉、北京、广州等疫情较重城市的消费者可线上搜索附近的线下药房门店，通过阿里健康"急送药"上门服务购买药品和防护用品。百度健康问医生平台截至 2020 年末，已累计提供在线医疗咨询服务超过 1 亿次，单日咨询人次超过 85 万，并通过直播＋问诊的在线诊播模式，累计推出健康直播 2000 多场，观看量超过 2 亿次。①

微医、阿里健康、百度健康等纷纷参与全球抗疫。微医"全球抗疫平台"上线后，受到外交部及 176 家中国驻外使领馆官方推介，累计服务意大利、美国、英国等上百个国家和地区

———————————

① 以上相关数据根据对微医、好大夫在线、阿里健康、百度健康的调研访谈及官网相关资料整理。

的 360 万用户，① 成为疫情防控中服务全国、驰援全球的"空中力量"。

外交部发言人华春莹在推特（Twitter）上表示：中方推出"微医互联网总医院全球抗疫平台""阿里健康海外侨胞在线医疗咨询专区"和"百度问医生全球公益援助平台"，希望这些医疗平台不仅能帮助海外同胞，也能对其他国家遭受新冠肺炎疫情的人民有用。

疫情期间，健康码应运而生，为病毒溯源、防控救治、复工复产发挥了重要作用。健康码的核心思想是在疫情防控期间，以"最多跑一次"的城市数据打通为基础，实现个人在线填报与公安、疾控数据库实时验证，针对人员健康实现分级动态标记，让没有安全风险的人员尽快返工，促进人员科学有序流动，而不是强化管控。依托阿里巴巴等平台企业的技术支持，杭州市于 2020 年 2 月 11 日正式启动健康码申请，截至 2 月 12 日晨，共有 130 万人申请健康码，其中红码 1.4 万人，黄码 12 万

① 《全国互联网企业社会责任高峰论坛举行 微医数字抗疫彰显企业担当》，中国科技网，http://www.stdaily.com//zhuanti01/azb/2020-10/17/content_1029181.shtml?from=groupmessage，2020 年 10 月 17 日。

人，说明城市居民中绝大部分劳动人口具备复工的条件。[①] 杭州健康码第一次以城市为单位，实现了人的健康状态的数字化，可以作为全民健康调研的基础，成为国家流行病分析和防控的重要工具，同时对全国的慢性病防治和医疗资源的科学调度，也可以起到有力的支撑作用。通过进一步演化升级，健康码在城市治理、人口流动、人口结构变化、全民健康状况等调查和研究中也将发挥关键作用，通过更真实的数据，极大节约社会治理的成本，助推治理能力现代化。

2020 年 2 月 14 日，中央全面深化改革委员会第十二次会议提出，要鼓励运用大数据、人工智能、云计算等数字技术，在疫情监测分析、病毒溯源、防控救治、资源调配等方面更好发挥支撑作用。"后疫情时代"，我们依然面临医疗资源供给相对不足、优质医疗资源分布不均衡、医疗服务体系不完善、医疗健康服务质量不高等问题。如何解决这些问题，数字健康无疑为我们提供了一种有效的路径与方案。

这一时期，伴随着"以治疗为中心"向"以健康为中心"的转变，以数字化平台为支撑的数字卫生健康共同体的探索和

---

① 以上数据资料根据深入实地调研整理。

实践快速推进。这是一项以降低区域医保增速、提升基层医疗机构水平和人民健康水平为目标的综合性改革，目前已经开始在天津、山东等地区落地推动，并形成若干典型经验。与此同时，国家相关政策文件也集中出台，特别是在互联网医保上取得了重大突破。在这个大背景下，国内外资本市场纷纷加大对数字健康领域的关注和投资力度，积极挖掘和撬动行业发展增长点。

五、不同时期数字健康的比较分析

（一）不同时期数字健康服务的侧重点不同

萌芽期，数字健康相关服务处于早期探索阶段，主要聚焦在医疗信息化服务、在线挂号咨询和互联网医药电商，但整体应用范围和市场规模不大。探索期的数字健康服务模式主要集中在预约挂号和轻问诊两个方面。但总体看，这一时期互联网医疗服务产品的形态增多，付费转化率依然较低，市场规模较小。成长期，互联网医院成为政策和业界关注的焦点，首家互联网医院成立，一批第三方平台企业相继设立互联网医院。机遇期，新冠肺炎疫情促使政府、产业界、资本界和社会公众加深了对数字健康重要性的认识，大幅度推动了数字健康的快速发展。

（二）同一时期不同医疗机构服务主体的侧重点不同

在数字健康发展历程中，公立医疗机构、企业等不同主体在同一时期的侧重点存在差异。如在2010年之前的萌芽期，公立医疗机构侧重于在医院内部建立医院信息系统，旨在实现信息化转型。挂号网、丁香园、好大夫在线、春雨医生等搭建的专业交流平台，主要提供导诊、门诊加号、医生信息查询、医患沟通平台、就医体验分享等医疗健康服务。在探索期，公立医疗机构侧重于远程病理诊断、远程医学影像诊断、远程监护、远程会诊、远程门诊等远程服务，而第三方平台企业侧重于互联网医疗轻问诊模式的推广和落地等。在成长期和机遇期，公立医疗机构主导的互联网医院平台侧重于医疗服务，主要是将部分线下医疗服务转移到线上，第三方互联网医疗服务企业平台侧重于平台运营，这些做法很大程度上优化了医疗健康资源的配置。

（三）逐渐从医疗信息化向医疗健康服务平台化转变

整体来看，数字健康从最初的注重医疗信息化逐渐向更加注重医疗健康服务的平台化、数字化、智能化转变。从20世纪90年代初医疗卫生系统信息化建设开始探索与起步，到1997

年 HIS 规范体系标准的制定，再到 2000 年后区域医疗卫生信息系统的建设，医疗信息化发展迅速。从 2015 年乌镇互联网医院的成立，到《国务院办公厅关于促进"互联网＋医疗健康"发展的意见》的印发，再到 2020 年新冠肺炎疫情的暴发，公立医疗机构主导的互联网医院平台与以第三方平台企业为代表的互联网医院平台发展迅速。与传统的医疗信息化相比，平台型的数字健康服务具有以下特征：一是依托数字化平台实现资源优化配置，使得资源下沉，有助于实现医疗健康服务的更加普惠、共享、均等；二是通过大数据、人工智能辅助系统等数字化手段赋能，医疗服务效率和服务能力进一步提高；三是依托区域数字化平台，接入医疗、医保、医药、医检等多个主体，能在很大程度上避免医疗信息化平台重复建设问题。

第二节　业态类型

　　数字健康涵盖了传统医疗健康服务的各个业态，就现有的业态类型看，我们大致可将其划分为数字医疗、数字医药、数字健保、数字医检、数字医养康养、医疗健康云服务等六大业态（表 2-1）。这些业态并非彼此孤立、相互隔绝，而是相辅相成、互为补充，甚至你中有我、我中有你，深度融合、一体发展，共同构成数字健康完整的生态体系。

表 2-1 数字健康业态类型

业态类型	概念内涵	主要功能 / 特征	应用领域
数字医疗	通过数字化手段赋能，与传统医疗服务深度融合而形成的一种新型医疗健康服务业态。	优化配置医疗资源、提高医疗服务水平、助力医疗服务流程再造。	预约挂号、在线诊疗、家医签约、慢病管理、健康咨询、双向转诊、远程会诊等。
数字医药	利用数字化手段，将药品采购、诊前咨询、检查检验、诊断治疗、处方流转、药品配送等不同环节有机整合，促进药事服务分工协作的新业态。	有效开展药品集中采购；通过云药房向患者提供一站式药事服务；数字化赋能药物研发。	药品集中采购数字化平台；复诊处方、在线审方、药品配送等一站式药事服务；药物研发等。
数字健保	以数字化手段构建立体化健康保障体系，打通医保结算与在线支付，为患者提供全流程的健康保障服务。	建立全生命周期用户画像，实现有效风控、费控、质控。	线上医保卡绑定、费用线上分解、脱卡结算、在线支付、智能医保控费等。
数字医检	人工智能等数字技术与医学检验技术的融合发展，极大提高了基层检查检验服务能力，提升了医疗健康服务水平。	使医疗资源得以前移和下沉，通过集约化地建设云检中心，实现"下级检查，上级诊断"。	肺结节等胸部疾病、眼底图、骨关节疾病、心血管疾病、神经系统影像、超声、乳腺影像、骨龄判断、小儿疾病、脑部影像、盆腔影像等。

续表

业态类型	概念内涵	主要功能/特征	应用领域
数字医养康养	依托数字化手段，针对慢病患者、肿瘤康复患者、术后患者及妇幼人群、老年人群等提供的线上线下一体化医养康养服务。	精准匹配不同群体的医疗健康需求和服务，提供动态健康管理服务。	健康评估、远程监测、健康教育、出具健康管理处方、线上随访、线上复诊、互联网+护理、健康档案、居家养老、社区养老等服务。
医疗健康云服务	云计算在医疗行业的应用，联通医疗机构各类信息系统，存储大量医疗健康数据，提供高效的计算资源。	支持三医联动、分级诊疗、异地结算和远程服务等功能。	通过云平台，支持多方主体之间的数据互通，将数据和医疗、医药、医检、医保商保高效结合。

一、数字医疗

无论是发展中国家，还是发达国家，可及性、公平性、高质量、高效率、低成本都是医疗健康服务面临的核心问题（WHO，2010）。与人民群众日益增长的高质量医疗健康需求相比，当前我国医疗服务存在医疗资源总体供给不足、城乡医疗资源分布不均衡、基层服务能力相对较低等问题。数字医疗健康为解决上述问题提供了有效方案。

数字医疗是以互联网、大数据、人工智能、区块链、5G、物联网等数字技术为手段，以数字化平台为载体，结合患者健康数据和疾病检查、诊断和治疗数据，与传统医疗服务深度融合而形成的一种新型医疗健康服务业态，是数字技术在互联网医疗领域中的创新应用，其核心价值是优化配置资源、赋能基层医疗机构，形成医疗服务全过程的完整闭环，加强对人民群众全方位全生命周期的健康管理。

数字医疗包括以数字化技术和平台为支撑的预约挂号、智能导诊分诊、在线诊疗、家庭医生签约、慢病管理、健康教育、健康咨询、医疗信息查询、健康档案、疾病风险评估、电子处方、双向转诊、远程会诊、远程问诊、远程医疗监护、随访管理和远程指导以及心理咨询、心理辅导等多种形式的医疗健康服务。目前，在国内外，数字医疗已广泛应用于常见病、慢性病、心理和精神疾病等的治疗与健康管理，渗透到医疗健康服务各个环节，极大创新了医疗健康服务模式。下文重点对数字心理健康服务进行探讨。

数字医疗在心理和精神健康领域的创新应用。通过互联网、大数据、人工智能等技术手段，对心理和精神疾病进行预防和治疗，是发达国家数字医疗健康领域最重要的应用之一。以美国为例，美国互联网医疗提供的主要是非急诊服务，最常见的服务主要包括常见病、心理和精神科疾病几大类。目前，全美有 49 个州设立了远程精神健康服务。所谓数字心理健康服务，是指借助数字化手段，依托 APP、网页、平台等载体进行预约、分流，在保证隐私的同时，为患者提供心理测试、心理咨询、心理教育、心理诊疗、心理辅导、个性化诊疗等心理和精神健康服务。

目前，我国精神心理障碍的就诊率和患者认知率还很不乐观，大约有 92% 的精神心理障碍患者从未接受过治疗，如焦虑障碍、抑郁障碍等的大部分患者认为并不需要专科治疗。与之相应的是从业人员的缺失，目前我国 10 万人中仅有 1.7 名专科精神心理医生，而美国为 7.79 名。大部分县医院并没有精神心理专科，三分之二的农村地区没有精神疾病的相关床位。[①]

我国政府高度重视居民心理和精神健康。2016 年 10 月，中共中央、国务院印发的《"健康中国 2030"规划纲要》明确提出，要"加大全民心理健康科普宣传力度，提升心理健康素养。加强对抑郁症、焦虑症等常见精神障碍和心理行为问题的干预，加大对重点人群心理问题早期发现和及时干预力度。加强严重精神障碍患者报告登记和救治救助管理。全面推进精神

---

① 动脉网、好心情心理健康研究院：《2019 中国精神心理互联网医疗服务行业白皮书》，2020 年 1 月 8 日。

障碍社区康复服务。提高突发事件心理危机的干预能力和水平。到 2030 年，常见精神障碍防治和心理行为问题识别干预水平显著提高"。2019 年 7 月，国务院印发的《关于实施健康中国行动的意见》提出，到 2022 年和 2030 年，居民心理健康素养水平提升 20% 和 30%，心理相关疾病发生的上升趋势减缓，并给出包括健全社会心理服务网络、加强心理健康人才培养、建立精神卫生综合管理机制、完善精神障碍社区康复服务在内的指导建议。

数字技术无疑为落实健康中国行动，开展心理与精神疾病的预防、咨询与治疗提供了新方法、新思维、新路径。2020 年新冠肺炎疫情暴发初期，疫情的危害及防控措施存在很大的不确定性，社会群体和个体表现出不同程度的心理应激反应、心理问题甚至精神障碍。国内一些互联网医疗健康平台和一些心理学研究机构纷纷推出心理义诊平台，很好地发挥了心理咨询、心理辅导等作用。

客观地看，精神及心理相关疾病相对更适合线上诊疗，因为其检查和诊断更多依赖于"察言观色"，一般无须依赖生化指标的检测或相关检查，通过临床症状和主诉大致就可确定病情，对音、视频需求较高，而对物流和操作需求相对较少。^①与传统线下心理和精神疾病的预防与治疗方式相比，一是这种线上医疗模式因其隐私性更适合精神科的专科特点，能够吸引患者主动使用，提高就诊率，实现治疗的持续性、可及性与便捷性。同时，更容易让患者放下"戒备之心"，敞开心扉进行倾诉、交流，获得更好的心理指导和帮助。二是数字化技术极大拓展了心理健康服务模式、内容等，针对不同个体的心理状况和需求，通过数字技术进行标签分类，可以精准匹配需求，跟踪治疗进程，提供定制化个性化的心理健康服务。三是大数据、机器学习等数字技术的结合可以更快更好地找到不同心理和精神疾病的病源等，提供更强的辅助诊断和治疗工具，为心理和精神疾病的精准诊断提供更好的依据。

二、数字医药

一直以来，"以药养医"痼疾普遍存在，医药流通层层加价，药价虚高，患者用药负担较重。国家卫生健康委发布的《2018年卫生健康事业发展统计公报》显示，医院次均门诊药

---

① 动脉网、好心情心理健康研究院：《2019中国精神心理互联网医疗服务行业白皮书》，2020年1月8日。

费占比达 40.9%，人均住院药费占比达 28.2%。药企重营销轻研发，创新能力不足。2018 年调查数据显示，全国 140 多家医药上市公司中，超过 40 家营销费用占营业收入的比例突破 30%，最高者达到 66%。[①]

数字技术的演进，使医药行业正在不断利用新技术革新产品和服务。互联网在医药领域最常见的应用是医药电商，即医疗机构、代理商、经销商、医药公司等以盈利为目的，以互联网平台为依托所进行的药品、器械、保健品等商品交易活动。

我们认为，较之医药电商概念，数字医药是一个更大的概念，实则包含着对传统医药行业的模式重塑与服务流程再造。简言之，数字医药是利用数字化手段，有效连接医疗机构、医保、平台企业、药品供应链及配送企业、医生和患者等，将药品采购、诊前咨询、检查检验、诊断治疗、处方流转、药品配送、康复指导、健康管理、药品研发等不同环节有机整合，促进药事服务分工协作，优化医疗服务流程的新模式、新业态。

从功能和作用来看，数字医药这一新模式依托数字化技术

---

① 《2018 年我国卫生健康事业发展统计公报》，中华人民共和国国家卫生健康委员会，http://www.nhc.gov.cn/guihuaxxs/s10748/201905/9b8d52727cf346049de8acce25ffcbd0.shtml，2019 年 5 月 22 日。

和平台，可有效开展药品集中采购，通过合量议价，压缩流通环节的价格水分，降低医药流通成本，实现医药流通领域价值链重塑；通过数据和接口对接，同步各机构的药品目录、医师信息、药师信息，对各医疗机构的处方统一审核，包括配伍禁忌、适应证、超量用药等，通过统一标准接口使处方在各参与主体间互通流转，保证处方可追溯、防伪造、全程留痕；帮助各级医疗机构搭建统一管理、调配、配送的云药房，向患者提供复诊处方、在线审方、药品配送等一站式的药事服务，规范合理用药，节省用药支出，根据患者的医保类型、药品种类、库存、配送距离等情况综合计算出最优的自取方案和配送方案；通过医疗健康大数据帮助药企创新药物研发模式，降低新药面世时间和资源成本。总的来看，数字化技术将监管部门、医药电商平台、医院、医保、供应商、医生、患者等连接在一起，重构医药服务体系的搭建原则，全面推进医药领域改革发展，让群众能享受到优质、普惠、可及、便捷的医药服务。

三、数字健保

2018 年中国医疗保险基金支出 17607 亿元，相较于 2009 年 2797 亿元增长了 529%，年均复合增速达 20.2%，部分地区医保基金面临穿底风险，商业健康险占中国医疗卫生费用总支出的比例仅 4% 左右，渗透密度和发展层次低。①

数字健保以数字化手段构建立体化健康保障体系，打通医保结算与在线支付，为患者提供全流程的健康保障服务，包括线上医保卡绑定、身份核验、费用线上分解、脱卡结算、在线支付等，实现智能医保控费，推动按病种付费、按人头付费的医保支付方式改革，总体上提升医保基金的运行效率，提升医疗健康服务能力和风险管控能力，创新商保支付和健康险产品，通过数字手段精准匹配客户的医疗健康需求与医疗资源，建立全生命周期的用户画像，实现有效风控、费控、质控，充分挖掘商业保险的发展潜力，提供多元化的支付方式。

医保费用的线上分解与脱卡结算，是患者实现在线诊疗的重要环节，也是完成医保患者在线诊疗全流程闭环的关键环节。智能医保控费主要有两种方式：一是集约式的控费，如统一的药事服务、第三方检验检测服务等。这些功能服务可充分发挥平台整合资源的优势，在更大范围内配置资源，以达到规模化效应，达到降低医保费用的结果；二是效果转换式的控费，如

①《2018 年医疗保障事业发展统计快报》，国家医疗保障局，http://www.nhsa.gov.cn/art/2019/2/28/art_7_942.html，2019 年 2 月 28 日。

家庭医生、慢病管理、健康管理、医养康养等服务，充分发挥数字化平台和数字技术优势，推动基层卫生事业的发展，引导居民改变不健康的生活饮食习惯，提高居民健康管理意识，实现提高居民健康水平、降低发病率的目标，进而达到降低医保费用的效果。

四、数字医检

数字医检是大数据、人工智能等数字技术与医学检验技术的融合发展，极大提高了基层检查检验服务能力，提升了医疗健康服务水平。我国基层医疗机构普遍存在医疗设备更新慢、检查检验水平低、医生诊断能力弱等问题，与此同时，传统医疗机构之间检查检验数据互联互认共享程度低。在数字技术的支撑下，数字医检使医疗资源得以前移和下沉，有效提升基层医疗机构的检查检验能力、病理诊断能力，通过集约化地建设云检中心，实现"下级检查，上级诊断"，同时助力基层专科建设、助力筛查干预、诊断、治疗、随访管理、功能康复等全程防治管理服务的发展。

目前，数字医检的应用领域比较广泛，如人工智能在医学影像领域的应用包括肺结节等胸部疾病、眼底图、骨关节疾病、心血管疾病、神经系统影像、超声、乳腺影像、骨龄判断、小儿疾病、脑部影像、盆腔影像、病理、大血管疾病、皮肤病等。人工智能视觉技术、深度学习技术的发展以及算力的不断增强，直接促进了图像领域、特别是医学影像领域人工智能的发展，基于人工智能的医学影像分类、目标检测、分割等任务的效果持续提升，部分领域已经超过普通医生的水平。另外，通过医疗健康智能设备软硬件结合的方式进行慢病管理，提升疑难病症诊治能力，提高癌症防治同质化水平，开展健康体检、女性两癌筛查，并通过人工智能及大数据分析进行疾病预警与主动干预。

五、数字医养康养

数字医养康养是指依托互联网、大数据、人工智能、物联网等数字化手段，针对慢病患者、肿瘤康复患者、术后患者以及妇幼人群、老年人群等提供的线上线下一体化的医养康养服务。在院内线下完成治疗后，由医生在线上为其提供健康评估、远程监测、健康教育、出具健康管理处方、线上随访、线上复诊、"互联网＋护理"以及居家养老、社区养老等服务。数字化技术在医养康养领域的应用，可以优化医疗资源配置，精准匹配不同群体的医疗健康需求和服务，实现对不同群体的全流程医疗健康管理与照护。通过数字化平台提供大数据分析以及人工智能辅助系统等，辅助医生为不同群体用户制定医养康养管理计划；通过移动便携式智能设备，为用户提供居家医养康养服务；通过医疗机构数据采集、其他相关机构的数据采集、个人数据采集、个人数据录入等为用户建立个人数字健康档案；通过搭建医养康养交流社区，提供心理辅导、心理咨询、健康科普、交流互动等服务，连接智能设备与个人健康数据，并与个人健康档案集成，形成用户服务闭环，带动用户在医疗、医养、康养、健康管理等不同业态之间流动。不同用户可根据医养康养实际需求，自主在数字化服务平台上选择医疗机构、康复机构、养老机构等不同服务主体；平台自动匹配个人健康档案数据信息，根据用户地理位置信息匹配相应医养康养服务机构，为用户提供个性化、定制化医养康养服务。对于居家医养康养的用户，相应服务机构通过移动便携式设备、物联网等技术手段，将智能化医养康养服务送到用户家门口。

我国政府高度重视数字医养康养，相继出台一系列鼓励数字医养康养的战略规划与政策文件。《中华人民共和国国民经济和社会发展第十四个五年规划和二〇三五年远景目标纲要》

提出要"加快数字社会建设步伐""提供智慧便捷的公共服务""培育智慧养老等新业态""构建居家社区机构相协调、医养康养相结合的养老服务体系"。2020年12月，国家卫生健康委办公厅印发《关于进一步推进"互联网＋护理服务"试点工作的通知》，提出各地卫生健康行政部门要根据区域内群众重点是高龄、失能等行动不便老年人等迫切护理服务需求，统筹区域医疗资源，合理引导医疗机构增加护理服务供给。将"互联网＋护理服务"与家庭医生签约、家庭病床、延续性护理等服务有机结合，为群众提供个性化、差异化的护理服务。鼓励有条件的医疗机构按照分级诊疗要求，结合功能定位和实际情况，积极开展"互联网＋护理服务"试点工作。充分发挥大型医院优质护理资源的帮扶带动作用，借助城市医疗集团、县域医共体、专科联盟以及远程医疗等形式，提升基层护理服务能力，让二级及以下医疗机构和基层医疗机构在"互联网＋护理服务"中发挥更大的作用。

以老年人健康体系维护为例，当前，我国老龄化已成社会常态（胡湛、彭希哲，2018），正在进入深度老龄化。随着老年人口增长速度加快，老年人医养康养需求巨大，相应的服务能力不足，且与老年人医养康养需求不匹配。一是老年疾病具有

多器官功能减退、多种慢性病共存、临床变化快、难以预测等
特征，但医院专科医生"专而不全"，各自诊断开药，使得老人
服用大量药物，不利于老人健康；二是老人疾病的复杂性迫切
需要综合防治策略，虽然医学飞速发展，但医生依然将老年患
者看成是单个疾病载体，治疗策略尚未从单一疾病为基础的模
式向综合治疗模式转变；三是基层医疗服务能力相对不足，患
者普遍依赖大医院、大专家，居家养老、社区养老难以实现；
四是老年人口增长速度过快，而青年医生不愿选择老年医学专
业，老年医学专业医疗能力明显不足。

老年人健康体系涉及疾病诊治、生物医药、可穿戴设备、
大数据、人工智能、长期照护、保险、公共卫生、社区服务、
宜居环境等多个领域，依靠单一的医疗、健康、养老等产业，
很难满足老年人真实的健康需求。数字医养康养依托数字化平
台统筹整合医疗、护理、康复和养老服务资源，提供一体化的
综合性养老服务解决方案。平台可利用大数据等数字技术，更
大范围配置资源。以养老为切入点，打通医疗、医药、护理、
可穿戴设备等上下游产业链，实现智慧养老。鼓励康复、老年、
长期护理、慢性病管理、临终关怀等接续性医疗机构接入平台，
通过完善治疗—康复—长期护理服务链，培育养老新业态，产

生产业价值增值。未来，可依托数字化平台，将数字技术与医疗、医药、健康、保险、公共卫生、社区服务结合起来，打通不同领域的相关工作数据，对养老服务进行市场化经营，对老年人健康进行一体化管理，科学预防老年人疾病，实现数字化居家养老、社区养老，不断提升老年人的幸福感、安全感和获得感。

六、医疗健康云服务

当前，我国医疗、医药、医保等行业的数字化发展和互联互通存在较大障碍，数据结构化程度低，信息孤岛问题仍然突出。医疗健康云是云计算在医疗行业的应用，联通医疗机构各类信息系统，存储大量医疗健康数据，同时还可以提供高效的计算资源，便于在云上开展大数据分析和人工智能应用。医疗健康云服务主要是在云平台的支撑和三医（医疗、医药、医保）联动的基础上，支持多方主体之间的数据互通，建立基于用户个人真正的数字健康画像，针对个人健康状况提供个性化诊疗方案和健康维护，将数据和医疗服务能力、药事服务能力、检验检测能力、医保商保能力高效结合，不断满足人民群众日益增长的高质量医疗健康需求。

各业务模块的云服务平台并不是孤立存在的，医疗、医检、医药、医保、医养、康养等云服务平台可以实现无缝对接和信息共享。如个人在获得医疗服务、家庭医生服务、康复服务的同时，健康管理云服务平台与各云服务系统打通，实现医疗健康大数据共享，为医生在医疗过程中精准追踪个人病情的"前因后果"提供诊断依据。目前市场上提供的医疗云服务方式是以私有云和混合云为主搭建医疗健康云，支持三医联动、分级诊疗、异地结算和远程服务等功能。

随着医疗健康大数据的数据量不断增长，医疗机构、科研机构、药企、保险部门等医疗健康相关主体希望通过整合数据，充分提取、利用数据潜在价值。依托云服务平台，通过云计算、大数据、人工智能等数字技术对采集的数据进行数据脱敏、数据分类、模块管理、数据存储等，把加工好的数据做标签化处理，根据不同的需求实现用户健康画像。在确保数据安全的前提下，不改变数据权属，挖掘脱敏数据以及个人健康档案数据的价值。依托云服务平台，通过许可、统一数据标准规范等方式，一是向政府管理部门提供医保控费、医防结合、疾病预防、疾控应急、风险评估、决策辅助等数据支撑服务；二是向医疗服务提供方、科研机构等提供数据服务，用于开展相关诊疗业务及科学研究；三是向人工智能、新药及医疗器械开发等企业推出数据业务，用于开发药品、医疗器械及相关产品；四是向健康管理、医疗保健、金融机构等企业开放数据，用于开发相关数据增值业务。以云服务平台为支撑，在保护患者隐私的基础上，打通临床数据从输入到输出的闭环路径。支撑不同产业领域的数据应用，打造健康医疗大数据产业生态。

第三章
国内外数字健康平台典型模式分析

　　全球新一轮的数字健康发展浪潮主要由中美两国引领，这其中，涌现出一批或基于颠覆式创新、或基于传统医疗机构数字化转型、或基于与保险金融机构深度融合而生的数字健康平台企业。2020 年 8 月，全球知名数据智库 CB Insights 发布全球数字健康 150 强榜单[①]，该榜单提名企业涵盖全球 8000 多家以数字技术赋能，为医疗健康行业的转型升级提供包括智慧临床、筛查诊断、新药研发、药物供应链在内的 12 个领域解决方案的创新型科技公司。在入选的 150

---

　　① "Digital Health 150: The Digital Health Startups Transforming The Future Of Healthcare"，CB Insights，https://www.cbinsights.com/research/report/digital-health-startups-redefining-healthcare/，2020 年 8 月 13 日。

家数字健康创业公司中，美国上榜企业数量最多，达到 115 家，其次是中国（包括中国香港）的 8 家。客观看，在目前阶段，无论是技术创新、应用创新，还是商业模式、服务模式创新，美国数字健康平台企业都走在前列。他山之石，可以攻玉。比较分析中美两国数字健康平台企业的典型模式，对于更好探索数字健康服务新模式、培育发展新技术新应用新业态，具有重要意义。

第一节 美国数字健康平台典型模式分析及经验启示

一、典型模式分析

（一）数字健康的凯撒模式

凯撒医疗（Kaiser Permanente，KP）总部位于美国加州的奥克兰市，是美国最大的 HMO（Health Maintenance Organization，健康维护组织），目前已有 80 多年的历史。它采取按月或按年付费的会员制向会员提供健康管理服务。凯撒医疗注重"预防为主、防治结合"，在疾病预防控制、健康管理和降低医疗成本方面做出卓有成效的探索。凯撒医疗模式的核心，主要体现在医疗健康服务与保险之间的深度融合，以及数字技术赋能的健康管理中。[1]

核心业务与运营模式。凯撒医疗核心运营架构主要有凯撒健康计划基金会（KFHP）及其地方运营机构、凯撒基金医院

---

[1] 见凯撒医疗网站，https://healthy.kaiserpermanente.org/front-door。

（KFH）、凯撒医生集团（Permanente Medical Groups）三个部分，凯撒医疗以用户为中心，将这三部分业务线协调运转起来，通过数字化赋能，为用户提供疾病预防、疾病诊疗、健康管理等医疗健康服务。

凯撒医疗在其业态体系内建立风险共享体系和健康责任机制（见表3-1），逐渐形成了一种闭环式的运营管理模式。在这一闭环运营管理中，凯撒医疗充分借助数字技术手段搭建了包括患者、医生、医疗服务机构、保险金融机构在内的利益共享的价值体系和服务平台。

表3-1 凯撒医疗的业务体系

名称	内容
风险共享体系	（1）凯撒保险与医生集团协商并签订按人头付费的合约； （2）凯撒保险与医院制定年度医疗费用总额计划，同时承担资本投入； （3）医院医生薪水制； （4）医生集团、医院医生奖金与医疗结果、病人满意度、医疗开支等挂钩。
健康责任机制	（1）多学科医生集团与团队全息、全责任制为受保人服务； （2）预防医学、健康管理，其中医学治疗仅占健康管理的10%。

　　凯撒医疗将医疗保险和医疗服务有效地融为一体，这种模式不是保险和医疗服务的简单叠加，而是基于业务生态内具有共同价值的利益相关者联合建立起来的系统管理体系。多年来，凯撒模式市场化实践取得很大成功，其最大特点是有着极强的控费动力和能力，这助推它成为美国整合医疗服务的典范。参保方通过总额预付的方式将资金交给凯撒旗下的保险金融公司，成为会员。① 保险方收取会员费用后，与凯撒医院或凯撒医生集团进行签约，确定医疗服务价格，并将一定比例的保险费用拨付给医疗服务方。作为会员，可向凯撒医院预约申请医疗服务。医院收到会员的申请后，凯撒医疗为会员提供服务"套餐"清单，会员根据实际情况选择最适合自己的服务内容；在服务"套餐"选择完毕后，凯撒医疗为会员匹配合适的医护人员以及相应的诊所或医院（图3-1）。一般情况下，凯撒医疗旗下的医疗服务方不会为享受健康计划以外的人员提供医疗服务。此外，凯撒医疗还通过数字技术和平台化管理，对其会员提供全流程的数字化健康管理及配套医疗保障服务，以多种灵活高效的解

_____

　　① 例如：个人缴纳500美元年费后成为凯撒会员，成为会员会后，门诊费用只需自付20美元/次，住院自付只需100美元/日；相比而言，非会员门诊费用的开销会大于100美元/次，住院开销约为800—1500美元/日。

决方案来降低会员急诊率并在合理范围内缩短其住院时长等，从而减少会员在线下实体医疗机构发生的医疗费用支出。相比而言，凯撒模式下的医疗服务费用支出比其他美国医院同类支出的平均水平低 17%。①

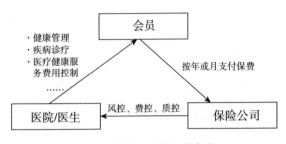

图 3-1 凯撒医疗的运营架构

成效与进展。2019 年，凯撒医疗实现营业收入 845 亿美元，营业利润 27 亿美元，净利润 7.3 亿美元，会员数量增加了81000 名，在全美 9 个州共计为 1220 万人提供保险，全年完成4700 万次问诊，14.3 万台住院手术，开具处方 9520 万张（其中有 3420 张处方是线上开具）。凯撒医疗旗下拥有 39 家医院、712 个诊所，雇用了 30.4 万员工，其中包括 2.3 万名医生。在新冠肺炎疫情的冲击下，民众对医疗健康服务的需求急剧增加，

---

① Lee P., Paxman D.. Reinventing Public Health. Annu Rev Public Health. 1997;18:1–35. doi: 10.1146/annurev.publhealth.18.1.1. PMID: 9143710.

据统计，2020 年 3 月，凯撒医疗互联网医疗达到峰值，门诊总量的 90% 是通过线上完成的。①

（二）LVGO：数字赋能的慢病管理模式

Livongo（LVGO）公司总部位于美国硅谷 Mountain View 市，自 2014 年成立以来一直专注于慢病管理，LVGO 公司将自己定义为一家提供"应用健康的信号"（Applied Health Signals）的公司，其实质是以数字技术为支撑，以平台化服务为依托，面向广大用户群提供远程慢病管理服务。

核心业务与运营模式。LVGO 公司目前有 4 条业务线：糖尿病管理（包括 1 型、2 型）、高血压管理、糖尿病前期与体重管理、精神健康管理。由 LVGO 数字健康平台、健康教练团队以及医疗健康器械网络为企业用户提供上述慢病管理服务，并在用户满意度、临床效果和控费等方面取得较好的成效。

LVGO 公司主要运营模式可定义为 B2B2C（Business-to-Business-to-Consumer，即企业对企业再对消费者），即依托数字健康平台，其直营团队、渠道合作方（商业保险、药品公司、健康计划公司等）向企业雇主、商保、政府等 B 端用户销售慢

---

① 见凯撒医疗网站，https://healthy.kaiserpermanente.org/front-door。

病管理方案。B 端用户完成采购后，LVGO 公司售后团队需与其合作"吸引"符合标准的 C 端用户成为会员使用其服务。会员月费包含了医疗器械、耗材（血糖试纸）、医疗服务以及数字健康平台的使用等方面的费用。大多数用户的合约期为 1—3 年，糖尿病管理、高血压管理、糖尿病前期与体重管理的会员月费按照"每月活跃用户数 × 每月活跃用户单价"（PPPM, Per Participant Per Month）的方式计算，其中单价与用户使用 LVGO 平台服务的范围挂钩。① 另一方面，LVGO 公司也有部分收入来自器械销售（如智能体重秤）。总的来看，影响 LVGO 公司运营的关键变量有 B 端用户数、活跃用户数、用户单价（见表 3–2 ）。

表 3–2　LVGO 运营关键变量

变量	内容
B 端用户数	总客户数量呈现高速增长，在 2017 年、2018 年、2019 年底分别达到了 218 家、413 家、804 家。截至 2020 年 6 月 30 日，服务累计 1328 家用户，较 2019 年同期增长 75%，超过 30% 的世界 500 强企业为 LVGO 客户。

---

①　例如：在使用糖尿病管理的基础上购买高血压管理服务，单价的取值范围则会拓宽。

续表

变量	内容
活跃 C 端用户数	LVGO 旗舰糖尿病管理产品的活跃用户数，几年内持续高速增长。糖尿病管理活跃用户在 2017、2018、2019 年底分别达到 53858、113854、222683 人次。截至 2020 年 6 月 30 日，LVGO 糖尿病管理产品服务 410270 位活跃用户，较 2019 年同期增长 112%。董事会主席 Glen Tullman 在 2020 年 5 月份财报会议上透露，疫情下活跃用户率提升 10% 左右。
用户单价	根据估算，LVGO 平均 C 端用户单价和平均 B 端用户单价从 2017 年起均逐年增长。平均 C 端用户单价从 2017 年底的 572.8 美元增长为 2019 年底的 764.3 美元，涨幅 33%。平均 B 端用户单价从 2017 年底的 14.1 万美元增长为 2019 年底的 21.2 万美元，涨幅近 50%。同时，公司在财报中披露，其客户留存率维持在 95% 左右，净收入留存率保持在 111% 左右。

在数字医疗健康服务中，LVGO 一方面通过数字化智能化医疗器械（如血糖仪，体重秤，血压仪等）以蜂窝机制或蓝牙设施接入网络，全天候实时获取、分析、监控相关健康数据（如血糖指数），当用户数据出现异常时（如出现低血糖迹象），LVGO 旗下的专业健康维护团队（糖尿病教育专家、营养师、运动专家等）通过电话与患者及时沟通，适当介入。同时，LVGO

通过大数据和智能算法等技术应用，根据用户数据与行为习惯，为用户提供个性化的健康生活习惯建议，用户也可以在 C 端应用软件上读取本人健康数据，以及个性化的健康科普内容。值得一提的是，除 LVGO 公司早期收购 EosHealth 后所获取的智能血压仪外，公司并不研发、生产医疗器械，而是通过与医疗器械商合作的方式打造数字健康产业生态体系，目前与 LVGO 公司合作的商业伙伴包括 Dexcom（血糖仪）、Fitbit（体重秤），A&D Medical Device（血压仪）等。

成效与进展。2017 年以来，LVGO 公司总收入呈现快速增长趋势，2017 年、2018 年和 2019 年底分别达到了 3085 万、6443 万和 1.7 亿美元。根据公司 2019 年招股书中披露的信息，糖尿病管理收入占总收入的 90% 左右，主要是 LVGO 公司向企业用户所收取的会员月费，这属于经常性收入。2019 年 7 月，LVGO 公司在纳斯达克上市，募集资金 3.58 亿美元。2019 年末公司市值仅为 23 亿美元，由于新冠肺炎疫情对数字化医疗健康服务的迫切需求，LVGO 公司得到加速发展。2020 年上半年，LVGO 公司收入达到 1.61 亿美元，较 2019 年同期增长 120%。2020 年 8 月，TDOC 公司宣布以 185 亿美元估值（包括其 5.5 亿美元的可转换债券）并购 LVGO 公司，2020 年 9 月 16 日，

LVGO 公司市值飙升至 123 亿美元。

（三）Amwell：数字健康垂直服务模式

American Well（Amwell）公司成立于 2006 年，最初以 HIT（Healthcare Information Technology，医疗信息化）为主要业务方向，即为医院和保险商提供远程医疗硬件和软件技术服务。2013 年，American Well 公司发布了远程问诊平台 Amwell，在该平台上执业的医生主要是自由职业和医生集团的医生，通过该平台，患者用户可以在线上对医生进行选择，在线问诊费用为 49 美元 / 次。①

核心业务与运营模式。通过数字技术赋能，Amwell 已形成对多个医疗服务垂直领域不同类型用户推出不同类型服务的能力（见表 3-3），并通过平台、硬件体系和医生集团为不同类型的用户提供有针对性的解决方案（见表 3-4）。

---

① 信息来源：Amwell 公司 2020 年 9 月 15 日向美国证券交易委员会（United States Securities and Exchange Commission，SEC）递交的招股书，https://www.sec.gov/Archives/edgar/data/1393584/000119312520246635/d943395ds1a.htm。

表 3-3　Amwell 面向不同类型用户的服务内容

用户类型	服务内容
医疗服务方	为全美 150 家医疗服务系统和旗下 2000 家医院提供数字化医疗服务： （1）提高存量患者的使用黏性，吸引更多患者就医； （2）提高医疗服务水准与工作效率； （3）及时获取医疗服务相关人力资源； （4）将远程服务植入电子病历和医护人员工作流程中； （5）提高医护人员工作满意度。
支付方（保险公司、雇主）	为全美 55 家商保和其服务的 36000 家企业雇主、8000 万员工提供数字健康解决方案： （1）提高存量受保人投保黏性、吸引新受保人； （2）提高医疗服务可及性以及健康绩效； （3）更高效地使用现有医生资源体系； （4）优化医生资源体系； （5）赋能创新性医疗服务模式。
医疗创新者	服务行业创新者，包括器械企业、科技公司、电子病历开发商等，帮助他们开发和落地创新性服务与产品，如： （1）为飞利浦旗下的远程监护器械赋能，打造慢病管理、睡眠治疗等项目； （2）与家用筛查设备创业公司 TytoCare 合作，打造诊疗结合的远程家医、轻问诊服务； （3）与苹果和新英格兰医学杂志合作，赋能医学历史上最大的临床试验"The Apple Heart Study"。

表 3-4　Amwell 主要业务线

业务线	服务内容	收入情况
Amwell 平台	医疗服务方与支付方在平台购买 Home Line（针对病人家中场景）和 Hospital Line（针对院内场景）服务，兼顾高灵活度的 API、SDK① 等功能，可直接接入电子病历，电子处方系统等。	2020 年上半年收入为 4622 万美元②，同比增长 18.85%，该部分的收入比重从 56.3% 下降为 37.8%。
Amwell 平台相关服务	提供针对平台和平台旗下硬件系统的运营服务与用户支持。	2020 上半年收入 636 万美元，同比下降 24.55%，收入比重从 12.2% 下降为 5.2%。
Carepoints 硬件	用户以"购买硬件"或"购买硬件＋服务"的形式，采用与 Amwell 软件和服务相结合的数字化远程医疗车（针对院内场景的急性护理服务，如院内远程精神健康和脑梗类诊疗），以及远程医疗亭（针对院外场景的轻问诊服务）。	2020 上半年收入 720 万美元，同比增长 122.21%，收入比重从 4.7% 上调为 5.9%。

---

①　API: Application Programming Interface，应用程序接口。SDK: Software Development Kit，软件开发工具包。

②　包括：Amwell Practice，旗下针对中小诊所的服务；Amwell DTC，旗下直接对用户端的轻问诊、心理咨询类服务。

续表

业务线	服务内容	收入情况
临床人员补给服务	5000 余名 NCQA、URAC 远程医疗认证的医疗人员提供 21 种医疗服务，包括轻问诊、精神健康（包括急性精神病）、脑梗、哺乳、营养、健康管理等，为医疗系统用户提供全天候的远程医疗支持，按次或病历收费，费用区间是 59 美元—800 美元。	2020 上半年收入 6249 万美元，同比增长 237.1%，收入比重从 26.8% 上调为 51.1%。

自 2020 上半年起，Amwell 公司主要的四条业务线中，"临床人员补给服务"这一项服务的收入占比超过了 50%，也是成长率最高的一项业务。这充分地体现了平台通过数字技术推动医疗服务方与支付方用户发展数字化远程医疗服务的积极进展。与此同时，各类用户在采用 Amwell 平台软件、硬件的基础上，普遍表现出购买第三方临床人力补给服务的意愿，这意味着 Amwell 未来或将改变过去以技术产品输出为主的业务，更多转向以数字医疗健康服务为主的业务。

成效与进展。2015 年，Amwell 公司的服务获得 ATA（American

Telemedicine Association，美国远程医疗协会①）AOPC（Accreditation for Online Patient Consultations，在线患者咨询认证计划）资格认证。截至 2020 年 6 月 30 日，Amwell 已累计为 55 个健康计划提供了数字化支持，这些计划覆盖了 36000 多名雇主单位。新冠肺炎疫情暴发以来，在 Amwell 平台上的活跃医生数（12 个月内提供过至少一次服务的医生）大幅增长，截至 2020 年 6 月 30 日，平台上共有 5.7 万名活跃医生，环比增长 235%。医疗服务方用户的季度活跃数（医生用户）为 5.3 万人，占总数的 92.98%，关联医生集团的季度活跃医生数为 4000 人，占 7%。与此同时，Amwell 平台的月问诊量也出现大幅提升，2020 年第二季度的环比增幅 300%，在第二季度的 220 万访问量中，医生用户完成了 77% 的访问，医生集团的访问量占比 23%。值得注意的是，2020 年 4 月的月访问量达到 91.2 万的峰值之后开始逐月下降，6 月下降到了 54 万，但较 2019 年同期相比，月访问量的涨幅依然高达 8 倍。可以说，成立于 2006 年的 Amwell 公司，见证了美国数字健康的发展史，在它成立以来完成的 560 万次访问中，有超过 290 万次发生在 2020 年上半年。

---

① ATA，https://www.americantelemed.org/.

截至 2019 年底，Amwell 公司有 138 家医疗服务方用户，较 2018 年增长了 50%，贡献收入为 3880 万美元，增幅 42.12%，包括使用 Amwell 软件、平台和模块的费用；有 56 家支付方（保险公司）用户，用户数较上一年增长了 7.69%，贡献收入为 3060 万美元，增幅 29.66%，包括使用 Amwell 软件、平台和模块的费用；公司旗下医生集团完成了 75.9 万次问诊，较上一年增长了 37.75%，贡献收入为 4070 万美元，增幅 53.58%。

（四）Teladoc：多场景整合型数字健康模式

Teladoc（TDOC）公司成立于 2002 年，总部位于美国纽约州 Purchase 市。它是全球最大的数字健康平台之一，早在 2015 年就已在纽交所上市，是第一家登上股票交易市场的数字健康企业。

核心业务与运营模式。TDOC 公司通过便捷高效的数字技术平台，将最新的数据及分析与患者用户体验结合起来，提供针对 450 种专科专病的数字化医疗服务，服务范围包括全科、轻问诊、慢病重症管理（如癌症，心力衰竭）等[①]，为消费者、支付方、服务方在医疗服务体系中所遇到的低效与障碍等"痛点"

---

① 见 Teladoc 公司 2020 年年报，https://www.sec.gov/Archives/edgar/data/1477449/000155837021001590/tdoc-20210224xex99d1.htm。

（见表 3-5），提供相应的解决方案。①

表 3-5　TDOC 致力于解决的医疗服务"痛点"

用户	"痛点"
消费者	医疗费用负担增长，且缺少在合适场景下获得高质量、高效率医疗服务的机会。
支付方（保险公司、雇主）	缺少既能提高医疗服务的可及性，同时也能降低医疗服务开支的有效解决方案。
医疗服务方	缺少能解决医疗资源供给不平衡的有效解决方案，而导致这些供给不平衡的原因包括人口老龄化、医生过度疲劳、医护人员流失等。
医护人员	缺少可根据自身情况，更高效、更灵活、更合理地提供医疗服务的机会。

　　TDOC 公司以 B2B（Business-to-Business，即企业对企业）业务为基础，为医疗卫生行业的用户提供数字健康服务，利用数字化平台提供诸如"BetterHelp"品牌的 D2C（Direct To Consumer，即直接面对消费者）业务，或通过其他品牌的商业伙伴间接地向消费者提供数字健康服务。医院和医疗系统、保险

---

① 见 Teladoc 公司网站，https://www.sec.gov/Archives/edgar/data/1477449/000155837020001473/tdoc-20181231x10kba26f9.htm。

和金融服务公司、雇主、医疗计划等不同类型的用户购买 TDOC 提供的数字健康解决方案，以此来减少医疗开支，或享受合适的差异化服务，这是 TDOC 公司核心运营模式，即向其用户提供便捷的、经济的、可及的、高质量的医疗健康服务（见表 3-6）。

表 3-6　TDOC 公司运营模式

运营模式	用户	服务内容
B2B	医疗支付方（保险公司、雇主）、医疗服务方	以保险、金融公司作为重要渠道方，触达其所服务的企业雇主与个人客户，例如：通过保险公司的渠道将 TDOC 推送给他们的 ASO（Administrative Services Only，行政服务）客户群中。此外，金融公司可将 TDOC 产品与旗下的保险、信用卡等其他泛金融产品打包出售。
D2C	TDOC 旗下的全科以及精神健康类远程医疗服务，以直接触达用户的形式提供服务	TDOC 通过收购形式纳入旗下的 BetterHelp 品牌，并与美国最大的零售连锁药房 CVS 在 2019 年达成合作，为其提供 C 端（用户端）数字健康平台支持。

TDOC 提供数字健康服务的品牌有 Teladoc、Advance Medical、Best Doctors、BetterHelp 和 HealthiestYou。从用户角度来看，TDOC 公司主要面向 C 端（消费者）和 B 端（企业）两类用户，一方面，面向 C 端用户提供个性化的、科技赋能的垂直医疗健康

服务，提高其健康水平并不断提升消费者体验；另一方面，面向 B 端用户提供完整的、闭环的数字化医疗健康服务，提高医疗可及性、医疗服务效率，使不同类型的用户通过 Teladoc Health 平台获得服务。相比在其他环境中接受医疗服务而言，TDOC 公司可以帮助用户有效地节省获取医疗服务的费用开支。

TDOC 公司为用户提供的多场景整合型数字健康服务分为以下几类：第一，健康管理与疾病预防。包括深入的年检与疾病预防服务、个性化的健康计划以及相关辅导服务、基于数据分析的方式与用户进行个性化沟通。第二，诊断与治疗。包括通过人工智能辅助完成数据采集、症状评估和诊断，以及根据情况提供精准的用药处方、治疗计划等。第三，监测与管理。包括依托数字化平台实行治疗计划、对患者进行远程病情监测、动态记录数据信息，并依据情况与患者进行沟通并介入治疗。第四，转诊与医疗资源协调。包括以数字化、智能化手段帮助病人进行有效的转诊，在医生网络内，根据病情和治疗方案的需要将患者转诊至高质量的线下医疗服务方。同时，有效支持医生之间的远程会诊与病例交流。第五，个性化诊疗与心理咨询等特需服务。依托数字化平台，为用户提供健康咨询、心理咨询、心理辅导以及后续协助等服务，确保治疗流程顺利并对效果进行监测。

通过数字技术和平台化管理，TDOC 公司以高效、可及、便捷的方式提供各种数字技术赋能的医疗健康服务，包括常见的诊疗需求、咨询和数字化解决方案，旨在满足从儿童到老年人的不同用户群体的"全息健康服务体系"（Whole-Person Care），这其中包括 6 个组成部分和场景，即健康管理与疾病预防、心理健康、急症类服务、专科类服务、慢病管理和复杂病类服务。通过整合型数字健康平台，TDOC 建立了急症、重症、慢病远程服务的单一入口，提供的服务场景包括家中、药房、企业办公室、诊所、医院急诊室、救护车上、康复机构等，提供的医疗健康服务的人员涉及多学科，包括专科医生、全科医生、护士、健康教练，甚至有智能化的数字健康治疗方法。

成效与进展。截至目前，TDOC 公司已累计服务了 50 多家美国大型医疗保险公司（如 United Healthcare、Aetna、Premera 等）和 70 多家全球保险金融机构（如 AIG、AXA Global、Great West Life、MLC 等），拥有 50 多个医疗计划客户（包括美国最大的一些客户，如 Aetna、Blue Shield of California、Blue Cross and Blue Shield of Alabama、Premera、United Healthcare 等），并为 300 多家医院和卫生系统客户提供服务，其中包括 Jefferson

Partners Healthcare 等著名机构。截至 2019 年底，福布斯 500 强企业中 40% 的企业已成为 TDOC 公司的客户。[①]

2019 年底，TDOC 公司已在全球 175 个国家完成了大约 410 万次远程健康服务，拥有累计超过 3670 万美国付费会员和 1930 万的非会员用户，总收入达到 5.33 亿美元。总的来看，TDOC 公司服务的收费模式分为付费订阅和普通访问（见表 3-7），截至 2019 年 12 月 31 日，TDOC 公司收入的 84% 和 16% 分别来自订阅费和访问费。

2020 年，在新冠肺炎疫情的催化下，TDOC 公司加速发展，其数字健康平台在上半年的问诊量达到 280 万次，同比翻了 3 倍，收入达到 4.22 亿美元，同比增长 63%。截至 2020 年底，公司全年收入同比增长 98%，达到 10.94 亿美元，总访问量增长 156%，达到 1060 万次。2020 年，TDOC 公司在全球知名研究机构 KLAS Research 数字健康平台排名第一。2020 年 8 月，TDOC 公司成功并购数字化慢病管理平台 Livongo（LVGO），这次交易不仅为 TDOC 公司计划成为"全科室、全场景整合型数字健康平台"的愿景打下了基础，并为其带来了大量的用户与商业合作资源。

---

① 见 Teladoc 公司 2020 年年报，https://www.sec.gov/Archives/edgar/data/1477449/000155837021001590/tdoc-20210224xex99d1.htm。

表 3-7　TDOC 公司收费模式

收费模式	内容
订阅费	（1）超过 80% 的收入来源于向企业雇主用户以"每人每月"的方式收取的订阅费用； （2）企业雇主通过该订阅收费的模式为员工、员工家属、受保人等提供 TDOC 远程医疗平台和服务的使用权； （3）在一些情况下，TDOC 会在订阅费基础上针对全科、专科服务的用户收取访问费； （4）订阅收入在 2019 年、2018 年、2017 年分别占总收入的 84%、84%、85%，收入分别达到 4.48 亿美元、3.51 亿美元、1.98 亿美元。
访问费	（1）针对部分企业雇主用户和会员，TDOC 通过访问费的形式对会员每次访问进行收费，或对平台上医护人员完成的每次病例进行单独收费； （2）访问费收入在 2019 年、2018 年、2017 年分别占总收入的 16%、16%、15%，收入达到 8533 万美元、6686 万美元、3499 万美元。

（五）Quartet：精神和心理疾病数字健康管理模式

Quartet Health 公司于 2014 年成立于纽约，是一家专注于生理与心理健康的数字化平台，该平台与保险公司积极开展合作，致力于帮助患者建立一个更为全面的心理保健方案。①

核心业务与运营模式。Quartet 公司采用 B2B 的运营模式，

---

① 《为生理病患匹配心理咨询，Quartet Health 获 4000 万美元 C 轮融资》，36 氪，https://36kr.com/p/1722147356673，2018 年 1 月 5 日。

即不直接向患者、全科医生或心理专家收取费用，而是面向医疗机构或者健康保险出售服务。以数字化健康平台为依托，公司与健康保险、医疗提供商进行合作，将全科医生的诊疗数据接入数字化平台，采集并分析患者的健康数据，鉴别其是否需要心理咨询，基于个性化的治疗需求将患者匹配给相应的心理专家，并面向患者提供专家诊疗、远程医疗、健康管理、在线CBT、社群等服务，有效实现整合治疗，并将行为健康与基层医疗服务相结合，采用人工智能算法从基层全科医生数字化病历库中筛选出存在行为障碍的患者，导诊至精神科医生，从而在全科医生、患者和精神科医生之间建立数据联系，从精神、身体维度双管齐下保障患者的身心健康。

成效与进展。Quartet公司自2014年创办，与Steward Health、Lahey Health合作，打开了波士顿市场。3年后完成3轮融资、募资近1亿美元。公司拥有100余名员工，其中多数是数据专家和工程师。已经在波士顿、西雅图、新奥尔良、萨克拉门托、匹兹堡等城市落地，报告满意度达85%。Quartet已累计服务100万余名患者，这些患者均来自医疗和保险机构，签约机构会员使用率为 61%，75% 的心理专家能够在 36 小时内答复患者。[①]

（六）联合健康模式

联合健康集团（United Health Group）成立于 1974 年，是美国当前规模最大的管理式医疗健康公司，2020 年位列《财富》世界 500 强排行榜第 15 位。联合健康集团利用专业的系统、模型与医疗协作网络，高效率地解决用户的保险与医疗健康服务问题，目前为美国 50 个州以及 130 多个国家和地区的人们提供医疗健康服务。

核心业务与运营模式。联合健康集团以临床专业技术以及大数据、人工智能等数字技术为核心竞争力，在健康保险业务基础上发展健康服务，不断延伸上下游产业链，为用户提供一站式综合医疗健康服务。其核心业务主要包括健康保险和健康服务两大模块（见表 3-8）。联合健康集团在全美 50 个州和国际间营运，服务对象包括：个人消费者、政府、商业付款人和中介人、医疗健康服务提供者、制药公司及医疗设备制造商等。

成效与进展。联合健康集团充分发挥健康保险和健康管理

---

① 《35 家海外数字心理健康企业盘点，产品可接入保险支付，仅 6 成直接面向消费者》，搜狐网，https://m.sohu.com/a/246377285_104421/?pvid=000115_3w_a，2018 年 8 月 10 日。

两大业务的协同效应，服务能力和用户规模共同成长。2017 年、
2018 年、2019 年，联合健康集团综合业务收入分别是 2011.59
亿美元、2262.47 亿美元、2421.55 亿美元，综合营业利润率分
别是 7.6%、7.7%、8.1%。在数字技术、健康管理等方面处于业
界领先地位。

表 3-8　联合健康集团核心业务

业务模块	核心内容
健康保险	主要包括老年人业务、雇主和个人业务、政府医疗补助业务和国际业务，2019 年相应收入占比分别是 43%、29%、23%、5%。
健康服务	1.OptumRx（药品管理）：提供药品服务，通过数字化手段分析医疗、药物和其他临床数据，对处方和药品进行合规管理。
	2.OptumHealth（健康管理）：主要依托自建网络提供全流程健康服务，服务网络主要有：旗下 MedExpress 平台的 240 家社区医院；Surgical Care Affiliates 平台的 200 家流动手术中心和医院；由 50000 名雇佣 / 管理 / 签约医生组成，以医生为主导、患者为中心、数据为驱动的合作组织。
	3.OptumInsight（信息科技）：为医院、健康险公司、政府等提供信息系统、数据、咨询业务。

资料来源：根据中金公司 2021 年 2 月 26 日发布的《中国式健康管理：风来潮起，互联网医疗生态圈成为破局利器》整理。

二、经验与启示

(一) 相对开放包容的政策环境

相对完善和开放包容的政策监管体系，为美国数字健康发展提供了良好的政策环境。如在监管保障方面，2011 年发布医疗 APP 指导性草案，2012 年出台《安全和创新法案》，从法律层面确立美国食品药品监督管理局（FDA）对医疗 APP 的监管职责。在医疗保障方面，1997 年美国颁布《平衡预算法案》，提出通过医疗保险计划支付参保人互联网医疗服务费用，美国联邦、州制定的远程医疗法案、互联网医疗补助计划等，这些都为互联网诊疗服务纳入保险报销提供了依据和指导，有助于引导医院、用户使用互联网医疗。在信息安全与隐私保护方面，1996 年，《健康保险携带和责任法案》《经济与临床健康信息技术法案》等专项法案，规定 18 类隐私信息、界定医疗信息电子化等细节，制定相应的处罚和整改措施。在互联网首诊突破方面，美国各州陆续放开首诊，2017 年 5 月，得克萨斯州成为美国最后一个废除不能通过互联网医疗进行首诊规定的州。

(二) 数字平台与保险金融体系、医疗体系的深度融合

数字平台与保险金融体系、医疗体系的深度融合，是美国数字健康发展的重要驱动力。数字平台将医疗机构、保险金融

机构、医生、患者等连接在一起，充分将互联网开放、共享、连接等特点与保险医疗保障功能、医疗健康服务能力相结合，以实现保险公司、医疗机构，以及医生、患者多方共赢。以凯撒模式为例，保险公司为用户制定不同的保险计划，通过控制医疗健康服务流程和各项费用，使医疗健康服务流程标准化、系统化，以降低医疗费用。另外，保险机构对接医疗机构，一方面，有助于医疗数据信息共享，进而提高医疗科研能力，提高医疗健康技术水平；另一方面，保险公司借助商业保险成为被保险人的健康管理者，拓展了保险的健康服务功能。

（三）传统医疗机构与保险机构的数字化转型

从业务驱动力来看，传统医疗机构的网络化、数字化、智能化进程始终是医疗机构数字化转型的主线。无论是优化流程、提高效率、便民惠民服务，还是保障核心医疗质量安全，数字化转型在很多方面对传统医疗机构的发展起到了重要的支撑作用。凯撒医疗在 2000 年初开始探索互联网医疗的多场景应用，通过数字化赋能，将凯撒健康计划基金会及其地方运营机构、凯撒基金医院、凯撒医生集团三部分业务线协调运转起来，为用户提供疾病预防、疾病诊疗、健康管理等医疗健康服务。截至 2017 年底，59% 医护人员与病患的门诊"临床接触"

（clinical touches）已通过远程医疗的形式完成，医护人员可通过电子病历直接完成相应工作。

（四）以用户为中心的健康管理模式创新

以人的健康维护为目标，基于用户的健康管理需求，提供以数字化为技术手段和载体的健康教育、医疗信息查询、电子健康档案、疾病风险评估及远程治疗和康复等多种形式的健康管理服务，是美国数字健康企业快速发展的又一重要驱动力。如，LVGO 在数字医疗健康服务中，一方面通过数字化智能化医疗器械，全天候实时获取、分析、监控相关健康数据，当用户数据出现异常时，专业健康维护团队适当介入，为用户健康管理提供干预方案。另外，LVGO 通过大数据和智能算法等技术应用，根据用户数据与行为习惯，为用户提供个性化的健康生活习惯建议，用户可以在 C 端应用软件上读取本人健康数据，以及个性化的健康科普内容。

（五）注重医疗健康领域核心技术研发与应用

网络信息技术的发展和应用为美国数字健康企业的发展、医疗健康产业的系统转型升级提供了基础支撑。大数据、人工智能、区块链等数字技术在药物研发、检验检测、病患监护等医学领域的应用、创新与融合，在医疗健康数字化进程中发挥着重要作用。美国在数字健康领域核心技术研发与应用方面走在世界前列，大多数字健康企业将核心技术研发、创新与应用作为重要支撑业务，如联合健康服务板块中的 OptumInsight 作为信息科技支撑，主要为医院、健康险公司、政府等提供信息系统、数据、咨询等技术服务，这进一步推动了数字技术在医疗健康领域的创新、应用与发展。

第二节　中国数字健康平台典型模式分析及问题挑战

一、公立医院数字健康平台

近年来，国家高度重视公立医院体系的"互联网＋医疗健康"事业发展，卫生健康部门大力推进公立医院信息化建设和互联网医院建设。2018 年 4 月 28 日，《国务院办公厅关于促进"互联网＋医疗健康"发展的意见》（国办发〔2018〕26 号）明确提出，允许依托医疗机构发展互联网医院。医疗机构可以使用互联网医院作为第二名称，在实体医院基础上，运用互联网技术提供安全适宜的医疗服务，允许在线开展部分常见病、慢性病复诊。支持医疗卫生机构、符合条件的第三方机构搭建互联网信息平台，开展远程医疗、健康咨询、健康管理服务，促进医院、医务人员、患者之间的有效沟通。为进一步规范互联网诊疗行为，发挥远程医疗服务积极作用，提高医疗服务效率，保证医疗质量和医疗安全，2018 年 8 月 10 日，国家卫生健康委员会和国家中医药管理局组织制定了《互联网诊疗管理办法（试行）》《互联网医院管理办法（试行）》《远程医疗服务管理规范（试行）》。这些政策文件的出台，为公立医院发展"互联网 + 医疗健康"提供了政策支持。

（一）实践探索与典型案例

在国家政策支持下，各级各类公立医院积极投入医疗信息化建设和互联网医院建设，取得了积极的进展。国家卫生健康委规划发展与信息化司指导编写的《健康为民信息化技术发展实践："互联网 + 医疗健康"示范服务优秀案例集》显示，近年来，公立医疗机构在推进"互联网 + 医疗健康"服务的实践中涌现出一批成功实践和优秀案例（见表 3-9）。

表 3-9　公立医疗机构"互联网＋医疗健康"示范服务优秀案例

医院	主要做法	主要成效
中南大学湘雅医院	1. 提出"全病程管理"全人全周期卫生健康服务新理念，启动全病程管理项目； 2. 通过全病程分级诊疗管理平台、医疗客服集成平台、微信公众号和 APP 开展双向转诊、远程健康管理、个案管理、线上咨询等工作，为患者提供预约挂号、院前疾病精准咨询、疾病周期性管理、院后远程追踪管理等服务。	1.2018 年 3 月至 2020 年 6 月，远程健康管理上线 62 个专病管理团队，覆盖 38 个病房，16 个门诊，总累计收案 5700 人次，总累计线上咨询服务 168268 次，精准实施全病程个案管理 17100 人次，人均缩短就医等候时间 24 小时 / 次，人均节省就医额外费用 1000 元 / 次； 2. 初步形成可复制、可推广的双向转诊模式，转诊签约合作机构达 161 家。2019 年 1 月至 2020 年 6 月，双向转诊总人次为 26562 人次，其中门急诊及住院患者下转总人次为 25379 人次；经全病程分级诊疗管理平台上转门诊和上转住院总人次为 1186 人次。

续表

医院	主要做法	主要成效
福建省立医院	1.2002 年率先使用基于预缴金方式的就诊一卡通，2015 年启用了居民健康卡，2009 年实现全省社保卡就诊一卡通，实现了电子居民健康卡、医保结算码和金融支付码等"多码融合"，实现无卡就医；2.自 2015 年 9 月开始建设手机 APP、微信公众号和支付宝生活号等互联网医疗服务平台，2019 年建成福建省立医院互联网医院平台，为群众提供预约诊疗、在线咨询、慢性病续方、住院转诊等 54 项互联网就医服务。	1.患者就诊更省时，患者就诊等候时间从过去的 57 分钟缩短至 16 分钟，就诊时间从 100 分钟缩短至 60 分钟；2.患者就诊更加便捷，2018 年底"掌上医院"用户总数突破 80 万人，门诊预约率达到 90.07%，平均减少患者每天往返医技预约处 2500 人次；3.据不完全统计，2020 年上半年远程指导中心共完成 1733 例远程指导，其中危重型 507 例。

续表

医院	主要做法	主要成效
浙江大学医学院附属邵逸夫医院	1. 以"互联网+"为手段，打造了院际互联的邵逸夫医院健康云平台； 2. 不断丰富线上服务内涵，推动互联网诊疗与互联网医院发展，促进线上线下服务融合发展，改善患者就医体验； 3. 充分发挥信息技术在现代医院建设管理中的重要作用，构建医疗、服务、管理"三位一体"的智慧医院系统。	1.2020 年，平台接入国内医疗卫生机构 5000 余家，注册医师 28 万余名，累计服务 2 亿余人次，平台注册用户超过千万。截至 2020 年 8 月 27 日，通过云平台完成预约挂号 2039955 人次，线上咨询 329177 人次，转诊 102611 人次，会诊 8307 人次； 2.2020 年 2 月 15 日，开通医保在线支付功能，是浙江省首批试点开通互联网复诊配药服务的省级医院，服务内容包括慢性病在线复诊、药品配送到家、医保自动结算 3 个方面。

续表

医院	主要做法	主要成效
广州市妇女儿童医疗中心	1.通过移动互联网手段实现患者挂号与支付，提高患者就医体验； 2.推行"非急诊挂号全面预约"的挂号就诊模式，成为较早全面取消非急诊人工挂号窗口的医院； 3.联合独立第三方征信机构芝麻信用利用患者个人信用实现"先诊疗后付费"； 4.实现患者医保个账移动支付； 5.移动端设备及体征参数采集。	2014年5月30日至2020年6月30日，"广州妇儿中心"公众服务平台受关注数70多万，服务平台中绑定诊疗卡65余万张，绑定患者60余万人，服务人群已经覆盖了包括自费、医保、公费医疗等所有患者，累计完成在线交易1000余万次。
北京大学第三医院	1.基于APP为患者提供线上医疗服务，快捷办理电子就医卡； 2.实现电子票据线上全流程无纸化应用，节约排队等候时间。通过建立院内电子票据管理平台，统一管理各渠道开票信息，共享查看电子票据； 3.线上开具处方＋线上审方＋线上缴费＋即时调剂＋第三方物流集中配送。	1.通过多科室的联动推广，截至2020年8月1日，累计患者端注册用户39万余人，在线服务医师超过700名，有效订单近10万单，订单回复率近90%； 2.与第三方物流公司合作实现电子处方药品快递配送上门服务，实现全国范围48小时快递配送到家（少数偏远地区除外）。

续表

医院	主要做法	主要成效
复旦大学附属华山医院	1. 为患者提供微信公众号、网页端等就医服务入口，构建线上线下融合的全流程患者就医服务平台，实现智能导诊、在线挂号、预约诊疗、院内导航、排队就诊、移动支付、报告查询、入院办理、费用结算查询、出入院通知、病案复印等就医服务； 2. 为患者提供诊前健康咨询、健康教育等连续医疗服务； 3. 面向常见病或慢性病患者提供在线的互联网诊疗服务，包括在线复诊、在线续方、药师审方、处方流转等； 4. 通过远程视频开展面向医疗机构之间的远程联合门诊、远程联合查房、远程会诊、在线教学等多种互联网协作服务，加强医联体及合作单位间的紧密联系，提高基层医师的诊疗能力； 5. 建立互联网医院基础管理平台，实现互联网医院的基础数据管理、资源管理、服务监督管理、组织机构管理及监管平台对接等。	1.2020年2月27日，华山医院成为上海市第一批获得"互联网医院"牌照的大型综合性医院； 2.2020年3月16日，华山医院成为上海市首家开通医保、自费在线复诊配药的三甲医疗机构； 3. 截至2020年8月6日，华山医院线上复诊配药服务共计接诊患者4532人次，开具互联网处方4637张，线上复诊业务量位列上海市三甲综合性医院第一。

续表

医院	主要做法	主要成效
首都医科大学附属北京天坛医院	1. 信息化基础设施建设； 2. 研发全球首款神经影像人工智能辅助诊断产品； 3. 建成高性能数据分析和大容量数据存储平台； 4. 无线网络融合物联网功能； 5. 建设医联体信息平台。	1. 自 2018 年 10 月 6 日后，各项绩效指标普遍提升，门急诊量增长约 40%，住院量增长约 50%，手术量增长约 60%，平均住院日减少 3%，疾病诊断相关分组（DRG）覆盖组数增长 7%； 2. 自 2018 年 10 月 6 日后，智慧病房已经累计服务住院患者超过 10 万人次。
银川市第一人民医院	1. 搭建服务平台（便民服务、远程诊疗、远程诊断、互联网医药、慢病管理、健康科普），推进区域医疗标准化、同质化； 2. 组建互联网医院联盟，搭建网上远程诊疗平台。	1. "银川健康广场"已对接银川市市属六家医院全部功能； 2. 截至 2020 年 6 月 30 日，全国专家远程门诊共接诊 2.23 万例，其中本地邀请北上广等地专家接诊 4134 例。银川在线互联网门诊接诊 1047 例。线上诊后管理和复诊平台为宁夏患者开展线上随访管理 14.9 万人次。

续表

医院	主要做法	主要成效
青岛大学附属医院	1.2018 年 12 月，获山东省卫生健康委批准，青岛大学附属医院成为省内首批具备互联网诊疗资质的三家医院之一，院互联网医院在更新升级后，全医院共 63 个科室、1080 名临床骨干医师在线坐诊； 2. 开通互联网便民门诊，主要为大病患者提供网上开药配送服务。	1.2020 年 1 月至 2020 年 6 月底，青岛大学附属医院互联网门诊共服务患者达 22050 人次； 2.2020 年 2 月 17 日，青岛大学附属医院开通网络便民门诊，提供线上药品配送功能，截至 2020 年 6 月底,共服务患者 2206 人次，有效满足疫情期间市民的用药需求。
中国科学技术大学附属第一医院(安徽省立医院)	1. 建设互联网医院，建立互联网医疗健康服务共享平台，以安徽省立医院为中心，与医院信息化系统对接（含医联体、联盟医院），实现医院系统和资源的接入； 2. 互联网医院集患者端、医生端、药师端为一体，为广大常见病、慢性病的复诊患者提供全流程闭环式互联网诊疗服务；	1. 是全省首家可在互联网医院开具住院通知单、首家可配送冷链药品的互联网医院； 2. 功能的完整度领先，线上问诊、开具处方、药品配送、开具住院通知单，充分为患者提供便民服务，使用方便快捷；

续表

医院	主要做法	主要成效
	3.利用区块链技术，将互联网医院、信息互联互通平台、处方流转平台相结合，将患者的就诊信息、电子病历、检查检验报告实现各医院之间的信息互通，打破信息孤岛。	3.上线科室37个，上线医务工作者423位，累计访问总人数50余万，累计问诊量5万余次，累计处方量1200余笔。

资料来源：根据国家卫生健康委规划发展与信息化司指导编写的《健康为民信息化技术发展实践："互联网＋医疗健康"示范服务优秀案例集》整理。

（二）问题与挑战

近年来，在国家政策鼓励支持下，公立医院作为医疗健康服务的主要线下提供者，积极投身于数字医疗健康事业，从医院信息化建设、医疗健康云平台建设到互联网医院建设，都取得了积极进展和明显成效。与此同时，公立医院主导的数字健康平台在发展中还存在着一些问题和挑战：

一是医院信息化建设总体看取得较大进展，但互联网医院能力建设还亟待加强。当前多数公立医疗机构主要以实现体系内的信息化为重点，医院信息化基础设施建设取得较大进展，信息化建设这个短板已经补上，但互联网医院能力建设还亟待加强。比如，公立医院主导的数字健康平台主要是将部分线下医疗健康服务搬到线上，是医院内"孤立"的医疗健康模式，与包括医联体在内的医疗机构没有建立很好的连接，数字平台包容性、连接性等特征没有充分发挥出来，数字健康平台存在着重复建设问题。一些公立医院虽然名义上建成了互联网医院，但由于对医院、医生在互联网诊疗方面的考核机制、激励机制的缺失，平台上医生数量、患者数量少，平台运营难以持续，与市场化运作的第三方平台存在着不小的差距。

二是各医疗机构间的医疗健康数据存在"信息孤岛"，医疗健康数据的互联互通和互认共享还远远不够。互联网医院彼此之间、医院内部不同部门之间、医院与医院之间、医疗卫生机构与其他部门之间、区域包括医联体内的不同医疗机构之间的医疗健康数据彼此不联通、不共享现象突出，数据标准不统一、接口不统一，不同医院开出的检查检验结果难以共享，不利于基层首诊、双向转诊、急慢分治、上下联动，给人民群众看病就医造成困扰，也造成了医疗资源浪费。

三是数字医疗、医保、医药联动不足。数字医疗方面，互联网诊疗范围局限，范围内的病种不明确；线上诊疗过程中开具的处方缺乏统一的标准接口和审方标准，缺乏明确的处方流转规范。数字医药方面，缺少管理、调配、配送一体化"云药房"服务；药品配送过程中存在质量与安全监管不足等问题。数字医保方面，医保脱卡结算实名认证问题，医保支付范围受限问题，药品、检验检测、耗材与器械等费用仍采用传统结算方式，互联网诊疗未真正实现全流程的业务闭环。

四是在为患者提供个性化就医体验需求方面的服务能力有待进一步提高。随着收入水平提高和个性化医疗需求的增多，一部分患者希望就诊时可通过支付较高的费用，享受到更优质便捷、个性化的就医服务。互联网思维强调用户至上，比较关注用户体验，形成用户黏性。互联网医院服务平台可根据数据分析及客户需求，开发新的个性化诊疗项目。如在帮助用户建立个人健康档案服务的基础上，为用户提供全生命周期的个人健康管理服务。然而，由于公立医院在互联网医院建设方面存在运营经验不足、激励机制不够健全等因素，公立医疗机构的互联网医院在开发和提供个性化的平台服务方面亟待加强。

五是具有互联网思维、懂经营善管理会运营的高端人才相对不足。由于数字医疗健康是个新生事物，公立医疗体系的大多数医务人员对其认识和接受需要一个过程，在数字医疗健康领域的管理运营经验方面更是欠缺。另外，由于体制机制的特殊性，现行公立医院体系在用工、薪酬、激励等方面与第三方平台存在很大差异，一方面很难吸引到市场上高端运营管理人才和技术人才，另一方面导致公立医院高端信息化人才流失问题突出。

六是数字健康发展的"容错"机制尚须进一步建立完善。创新是数字健康发展的不竭动力。任何创新事物，既有成功的可能性，也存在失败的风险。可以在公立医院体系内尝试建立鼓励创新、包容失败、允许试错的"沙盒模式"，在设置互联网医疗服务创新应用刚性阈值的同时，也应设置柔性边界，在安全可控的范围内，逐步对部分互联网医疗服务进行监管沙盒试点，让医务人员、患者参与到互联网医疗服务模式创新中，减少互联网医疗服务在创新应用过程中的障碍。

二、第三方数字健康平台

（一）典型案例

1. 微医

微医是一家创立于 2010 年的数字医疗健康服务平台，秉持"健康有道，就医不难"理念，以互联网医院为依托，向政府、个人、医院、企业等多类客户提供会员式医疗健康服务，构建线上线下一体化的数字责任医疗健康体系。微医具有较强的医疗服务能力。截至 2020 年 12 月 31 日，微医互联网总医院已在全国落地 27 家互联网医院，其中 17 家纳入医保定点，连接超过 7800 家大中型医院、22 家慢病服务中心、2.6 万家基层医疗机构和 3.3 万家药店，超过 27 万名医生在线执业，平台实名注册用户超过 2.22 亿。[①]

核心业务和运营模式。一是数字医疗服务。提供线上 + 线下闭环的诊疗及咨询服务，包括提供在线预约、线下首诊、病历共享、在线复诊、电子处方、在线支付（医保 + 自费）、药品配送 7 个环节的服务。二是数字医保服务。以医保为支点，推动数字医疗服务与传统医疗卫生体系的深度融合，为目前以医药电商平台为主流的数字健康产业开辟出一条以医疗服务数字化为核心的创新发展赛道。三是健康维护服务。会员式数字化慢病管理服务和会员式健康管理服务，具体包括会员式数字化慢病管理、"流动医院"会员、会员式企业健康管理服务等。

成效与进展。2020 年，在美国数据智库 CB Insights 发布的

---

① 以上数据根据深入企业调研访谈资料整理。

全球数字健康企业 150 强榜单中，微医位列榜首，被评为规模最大、最具成长力的数字健康独角兽。2020 年 11 月 19 日《麻省理工科技评论》发布的年度"50 家聪明公司"，微医位列其中。在数字医疗服务方面，上线以来已向社会累计提供在线医生预约服务约 9000 万次，在线诊疗服务超 4000 万次，为用户节约三级医院排队时间约 2000 万小时，很好地改善了用户体验，促进了医疗服务体系效率的提升。在健康维护服务方面，自 2019 年正式上线会员式数字化慢病管理以来，会员式数字化慢病管理服务发展迅速，截至 2020 年底，已服务 13.5 万名慢病患者。在"流动医院"会员方面，在甘肃、西藏、新疆、青海、河南、陕西、河北等多地搭建起贯穿县—乡—村三级的基本医疗保障和帮扶网络，服务覆盖人群超 2800 万。在会员式企业健康管理服务方面，微医已与近 200 家大型企业建立了长期合作关系。①

2. 阿里健康

阿里健康是阿里巴巴集团的大健康平台，依托阿里巴巴在电子商务、网络支付、物流、大数据和云计算等领域的基础，

---

① 以上数据根据深入企业调研访谈资料整理。

多渠道推进医药电商及新零售业务，并努力为大健康行业提供线上线下一体化的解决方案。

核心业务与运营模式。阿里健康主要集中在医药电商及新零售、互联网医疗、医学科普、追溯码等领域。2020年9月，阿里健康APP更名为医鹿APP，提供的在线服务一是在线购药，包括送药上门、买药咨询、复诊续方、处方药、非处方药、保健品、家庭医疗器械等；二是医疗服务，如线上挂号、在线问诊，7×24小时专家名医义诊、AI自诊、专病中心等；三是泛健康科普和医疗搜索，如名医直播、泛健康资讯专栏、健康百科、专家健康医典、自制健康IP栏目、健康互助圈等。

成效与进展。2014年阿里健康借壳中信21世纪在港股成功上市；2020年2月26日，阿里健康成为首家入选恒生指数成分股的数字健康平台企业①。截至2020年3月31日，阿里健康运营的天猫医药电商平台产生GMV超过835亿元人民币，年度活跃消费者已超过1.9亿，较半年前增加3000万。在线自营店年度活跃消费者超过4800万，较半年前增加1100万。目前阿里

----

① 《阿里健康成为第一家进入恒生指数的互联网医疗企业》，《中国证券报》，http://www.cs.com.cn/ssgs/gsxw/202102/t20210226_6142079.html，2021年2月26日。

健康总市值接近 3500 亿港元。近年来，阿里健康的成长主要是由于医药自营业务、医药电商平台业务的快速成长，其盈利能力的增强将有助于其加大在处方药、互联网医疗等业务的投入和布局。[①]

3. 好大夫在线

好大夫在线创立于 2006 年，通过为医生建立专业的工作平台，汇聚了丰富的医生资源，并在医院 / 医生信息查询、互联网诊疗、精准转诊、家庭医生、健康科普等多个领域取得积极进展。

核心业务与运营模式。一是医院 / 医生信息查询和门诊精准预约。查询医院 / 医生的专业擅长、患者评价及出诊信息，根据患者病情和医生专业擅长进行精准匹配。二是图文问诊、电话问诊以及远程专家门诊等，同时为复诊患者开具电子处方，送药到家。三是诊后疾病管理。接受医生的用药指导、康复指导及线上复诊等。四是家庭医生。帮助专科医生和基层全科医生建立更高效的慢病管理协作关系，组成"专科 + 全科"线上服务团队，向基层患者提供规范、专业的慢病管理服务。

---

① 《阿里健康 2020 年全年财报：营收 96 亿元，同比增长 88.3%》，百家号，https://baijiahao.baidu.com/s?id=1667898962958697849&wfr=spider&for=pc，2020 年 5 月 28 日。

成效与进展。截至 2020 年 12 月，好大夫在线收录了国内 9636 家正规医院的 78 万名医生信息。其中，23 万名医生在平台上实名注册，直接向患者提供线上医疗服务。在这些活跃医生中，三甲医院的医生比例占到 73%。用户可以通过好大夫在线 APP、PC 版网站、手机版网站、微信公众号、微信小程序等多个平台，方便地联系到公立医院的医生，解决线上服务、线下就诊等各种医疗问题。好大夫在线已累计服务超过 6800 万名患者，每月浏览信息的到访者超过 8000 万人。①

4. 京东健康

京东健康是京东集团旗下的在线医疗健康平台，主要致力于打造以医药及健康产品供应链为核心、医疗服务为抓手的数字健康平台。

核心业务与运营模式。一是医药供应链。主要有在线零售药房，包括自营（京东大药房）、线上平台、全渠道布局（合作线下药房帮助其管理线上销售）三种模式。二是互联网医疗健康。主要涉及挂号、在线问诊等服务。三是健康管理。包含家庭医生服务和体检、医美、齿科、基因检测等消费医疗服务。

---

① 以上数据根据深入企业调研访谈资料整理。

四是智慧医疗。主要是面向医院和政府部门的信息化解决方案。

成效与进展。截至 2020 年 9 月 20 日，京东互联网医院已入驻超过 6.8 万名医生。截至 2020 年 6 月，京东健康平台拥有约 7250 万年活跃用户，拥有超过 9000 家第三方商家。平台为用户提供当日达、次日达、30 分钟、7×24 快速送达服务，渠道布局覆盖了超过 200 个城市。①

5. 百度健康

百度健康是百度集团旗下的健康管理平台，通过联合海内外医疗资源建立医学内容生态，集成在线咨询、预约挂号、线上购药、健康保险等服务。

核心业务与运营模式。一是以百度健康医典为核心的内容生态。主要是健康知识科普公益项目，联合海内外医疗资源共建权威医学健康科普平台。二是以百度健康问医生为核心的服务生态。主要有 7×24 小时在线问诊服务、直播＋问诊在线诊播服务。三是互联网医院。主要有百度"糖尿病中心"专科互联网医院。

———————————

① 《京东健康披露招股书：年收入 108 亿净利润 3.7 亿 收入增速 76%》，腾讯网，https://tech.qq.com/a/20200928/005086.htm，2020 年 9 月 28 日。

成效与进展。截至 2020 年 12 月，百度健康医典已与 900 多位全国医学专家、120 多家机构达成合作，每天为 2000 万用户提供科普知识。百度健康问医生平台目前已有超过 10 万的公立医院执业医生入驻。

6. 平安好医生

平安好医生是平安集团旗下的互联网医疗健康服务平台，于 2018 年 5 月 4 日登陆港交所。目前，已经形成在线医疗、消费型医疗、健康商城、健康管理及互动等主要业务板块。①

核心业务与运营模式。一是家庭医生服务。主要有线上咨询、挂号服务，通过平台线上实时解答疾病、用药、营养及运动等问题。二是消费型医疗。主要有体检、医美等服务。三是健康商城。主要是医药电商。四是健康管理及健康互动。

成效与进展。公司 2020 年总收入 68.66 亿元，同比增长 35.5%，其中，在线医疗收入为 15.65 亿元，在线医疗占公司整体收入的比重从 2019 年的 16.9% 上升至 22.8%。平台注册用户数达 3.73 亿，期末月活跃用户数超 7262 万，月付费用户数达

---

① 平安好医生，https://www.jk.cn/aboutUs。

400 万人。①

7. 易联众

易联众信息技术股份有限公司（简称"易联众"）是国内民生信息服务领域的运营商，于 2010 年在深交所创业板上市。重点围绕"医疗保障、卫生健康、人力资源和社会保障"等民生领域，以大数据为驱动，提供整体解决方案、产品与技术服务体系。

核心业务与运营模式。易联众在医疗健康领域的核心业务主要包括平台系统和解决方案。如数字医共体平台、医疗保障综合管理服务平台、电子健康卡与多码协同、互联网医院开放平台、家庭医生签约系统、慢性病一体化信息管理系统、智慧健康养老综合服务平台、集成平台和数据中心等平台系统，以及智慧医院整体解决方案、一站式数字化医学影像解决方案等。

成效与进展。2015 年，成为三明医改信息化软件总集成商，推进"三明医改系统软件包"建设，打造全国首个以医保为核心的医改建设方案。2016 年，中标福建医保管理服务平台建设项目，构建了全国第一个省级医疗保障综合管理服务平台。2019 年，成为国家医保局核心系统承建商之一，同年 11 月，易

① 《平安好医生 2020 年度业绩报告》，平安好医生，http://www.pagd. net/media/pdf/cn/2020an/2020_AN_CN.PDF，2021 年 2 月。

联众承建的国家医保 APP 和医保电子凭证正式上线。截至 2021 年 6 月，累计承建 17 个省 / 直辖市医疗保障信息平台项目，医保电子凭证业务服务人数超过 6 亿。[①]

（二）问题与不足

一是对国家数字健康战略和政策的理解把握还需进一步提高。医疗健康是一个关乎国计民生的强监管领域，数字健康更是一个具有改革探索性质，甚至带有争议的"无人区"。对于第三方数字健康平台来说，既要把握技术演进和产业发展趋势特征，又要准确理解和把握国家相关战略规划、吃透国家政策文件精神；既要主动顺应国家监管政策要求，又要以企业的实践探索为国家政策制定提供丰富的实践支撑，不断推进监管政策的创新。比如，党的十九届五中全会强调全面实施乡村振兴战略，数字健康企业应勇于承担社会责任，积极参与乡村振兴进程，推进基层数字健康新基建、新服务，在服务国家战略、更好地造福基层老百姓的同时，实现企业和产业的发展壮大。

二是具有公共产品属性的数字健康的多主体投入和参与问题。作为市场主体，保持适度的盈利是平台或企业运转的基础。

[①] 相关数据资料根据深入企业调研收集整理。

从国内数字健康平台企业的盈利表现来看，近年来以医药电商为主业的阿里健康、京东健康表现突出，但医疗服务板块市场盈利空间有待进一步挖掘。医疗健康服务具有投入大、专业门槛高、回报周期长等特点，同时具有很强的准公共产品属性，在更好发挥市场配置资源的基础作用的同时，应充分发挥政府的主导作用，充分发挥包括医保资金在内的财政资金的引导作用。

三是第三方数字健康平台与公立医院、保险机构等缺乏深度融合发展。大多数第三方数字健康平台都与公立医院系统建立了合作关系，但总体看，大都停留在挂号、转诊、医生入驻、技术服务等层面。由于属性不同、体制不同，目前还没有深度融合发展的成功实践。此外，除从保险金融集团孵化出的第三方数字健康平台外，大多第三方平台与保险机构之间没能形成基于核心产品和业务的深度合作关系。以上这些都不同程度地影响和制约了第三方数字健康平台的跨越式发展。

四是核心技术的研发和应用有待进一步提升。核心技术是大国重器，数字健康产业的发展和国际竞争终归要依靠核心技术。近年来，国内数字健康企业纷纷布局核心技术研发，但总体看，投入远远不足、科研与实际应用脱节，再加上个别企业在发展中看重"短平快"，忽视了对核心竞争力的培育。如何聚焦数字健康领域的核心技术,下大力气攻坚克难,尽快补齐核心技术短板,抢夺国际数字健康技术标准制定权,改变在国际竞争中"大而不强"的尴尬局面,是摆在国内数字健康平台企业面前的一个重大问题。

五是国内数字健康企业国际化程度普遍不足。近年来,国内数字健康平台的崛起,大多得益于我国大国大市场的优势,得益于巨大的人口红利。但普遍国际化程度不足,一方面,数字健康产业领域国际合作交流有待进一步加强;另一方面,国际市场拓展可谓任重道远。新冠肺炎疫情暴发以来,在外交部、国家卫生健康委等部门的支持下,微医、阿里健康等数字健康平台通过义诊的方式服务全球华人华侨、留学生,迈出国际化的重要一步。当前和今后一个阶段,如何在复杂的国际形势下把握机遇、规避风险,抢占国际数字健康产业领域巨大的市场,抢占国际数字健康领域的话语权、主导权和规则、标准制定权,考验着国内数字健康平台企业的智慧和勇气,也对数字健康产业发展的政策生态提出更高要求。

六是高端复合型人才缺乏。数字健康跨越医学、心理学、公共卫生学、健康管理学、经济学、计算机科学等众多学科,对从业者综合素质要求相对较高。数字健康平台企业的快速成长,需要战略的洞察力、市场的敏锐度、技术的掌控力，以及对资本市场的熟悉度、对创业创新的坚韧与坚守，客观看，这类高端复合人才极度缺乏，这在很大程度上制约了数字健康企业的更大发展。立足数字健康平台的发展，聚天下英才而用之，在实践探索中将不同行业、不同专业背景的人才培养成适应和引领数字健康产业和技术发展的领军人才，具有重要意义。

第四章
构建普惠均等共享的数字卫生健康共同体

　　健康是人类最基本的需要，是公民最基本的权利，也是社会起点公平最重要的保障。公共卫生和基本医疗是实现人的健康、促进人类发展的重要保障，它关系到经济社会的可持续发展，关系到社会的稳定与和谐发展。2016 年 8 月 19 日，习近平总书记在全国卫生与健康大会的讲话中强调，要把"以治病为中心"转变为"以人民健康为中心"。2020 年 10 月 29 日，党的十九届五中全会审议通过的《中共中央关于制定国民经济和社会发展第十四个五年规划和二〇三五年远景目标的建议》明确提出，"推动构建人类卫生健康共同体"。在这个数字化的时代，落实"以人民健康为中心"，就应抓住信息革命的历史机遇，建设以数字化、网络化、智能化为基础支撑，以普惠、均等、共享为核心要旨，以人民健康为目标方向的数字卫生健康共同体（简称"数字健共体"），不断完善新时代中国特色社会主义健康保障体系。

第一节 理念蝶变、核心要旨与价值逻辑

一、理念蝶变

（一）"初级卫生健康共同体"的形成

新中国成立以来，党和政府高度重视医疗卫生工作。新中国成立初期，我国的卫生形势异常严峻，多年的战争创伤不仅使经济陷入瘫痪，也使得医疗卫生事业停滞甚至倒退，缺医少药现象广泛存在，各种传染病、地方病肆虐，人民群众健康状况普遍不佳。面对这种状况，国家提出了"面向工农兵、预防为主、团结中西医、卫生工作与群众运动相结合"的卫生工作方针，并把医疗卫生服务体系建设纳入国民经济发展规划，集中财力建设城乡各级各类医疗卫生机构，初步构建起我国卫生服务体制的基本架构。同时，各级政府充分发挥和动员各方面的力量，积极开展群众性爱国卫生运动，不断加强预防保健与疾病控制体系建设，防病治病、预防接种，重大传染病、严重地方病得到卓有成效的防控。在城市，党和政府建立了符合当时国情国力的公费医疗和劳保医疗制度，为职工及其家属享受

卫生服务提供了有力的保障。在广大农村，积极推进农村卫生保健网的建立健全，初步形成了以集体经济为依托的农村初级医疗卫生保健网，县设医院，公社设卫生院，大队（村）设卫生室。

1965年，毛泽东同志发表了著名的"六·二六"讲话，作出了"把医疗卫生工作的重点放到农村去"的重要指示，全国农村以短期速成、复训提高的方式培养了大批"赤脚医生"，向农民提供初级卫生保健服务。同时，还大力推行合作医疗制度和实施初级卫生保健策略。这些政策措施符合当时中国广大农村的实际，事实上构建了一种以人民健康为中心的"初级卫生健康共同体"，短时期内解决了农村缺医少药的问题，在世界上赢得广泛的赞誉。

1978年，世界卫生组织在苏联的阿拉木图召开会议，总结了新中国医疗卫生发展的经验，认为我国在经济发展水平不高的情况下，较好地解决了基本医疗卫生保健的问题，尤其是农村地区的基本医疗卫生保健，人均预期寿命等健康指标达到了中等发达国家的水平，不愧是"发展中国家的唯一典范"。阿拉木图会议对我国农村卫生事业所取得的不凡成就给予极高评价的同时，是要在世界范围推广中国的公共卫生保障模式，讨论如何保障基本医疗保健的可及性，鼓励各国创造适合国情的、为全民提供基本医疗保健的模式。很多发展中国家纷纷学习中国当时的经验，并且在中国经验的基础上，进一步探索出适合该国国情的公共卫生和基本医疗保障模式。

改革开放以来，随着经济实力的增长和居民收入的增加，我国的医疗卫生事业得到不断发展。在城镇，随着企业改制，原先计划经济时代由单位保障的公共卫生和基本医疗等，逐渐转移到社区，城镇社区卫生服务体系得到发展。农村医疗卫生工作也得到一定发展。

（二）医联体、医共体

长期以来，我国基层医疗存在短板，强基层是一项长期艰巨的任务。总体来看，优质医疗资源总量不足、结构不合理、分布不均衡，特别是基层医疗人才缺乏的问题突出，成为保障人民健康和深化医改的重要制约因素。2013年召开的全国卫生工作会议明确提出，要积极探索和大力推广上下联动的医疗联合体体制机制，在医疗联合体框架内，在大医院设立全科医学科，组织动员一批医生下基层做全科医学带头人，负责协调上下联动、双向转诊以及对基层医疗卫生机构的业务指导和人员培训。2017年3月5日，国务院总理李克强在政府工作报告中指出，"全面启动多种形式的医疗联合体建设试点，三级公立医院要全部参与并发挥引领作用"。同年4月，李克强总理在主持召开国务院常务会议时指出：推进医疗联合体建设，以深化体制机制改革为群众提供优质便利医疗服务，破除行政区划、财政投入、医保支付、人事管理等方面存在的壁垒，全面启动多种形式的医联体建设试点。

2017年4月，国务院办公厅《关于推进医疗联合体建设和发展的指导意见》（国办发〔2017〕32号）提出，开展医疗联合体建设，是深化医改的重要步骤和制度创新，有利于调整优化医疗资源结构布局，促进医疗卫生工作重心下移和资源下沉，提升基层服务能力，有利于医疗资源上下贯通，提升医疗服务体系整体效能，更好实施分级诊疗和满足群众健康需求。各地要根据本地区分级诊疗制度建设实际情况，因地制宜、分类指导，充分考虑医疗机构地域分布、功能定位、服务能力、业务关系、合作意愿等因素，探索分区域、分层次组建多种形式的医联体，推动优质医疗资源向基层和边远贫困地区流动。在城市主要组建医疗集团，在县域主要组建医疗共同体，跨区域组建专科联盟，在边远贫困地区发展远程医疗协作网。

2018年7月，国家卫生健康委、国家中医药管理局《关于印发医疗联合体综合绩效考核工作方案（试行）的通知》（国卫医发〔2018〕26号）明确提出，要"建立与医联体相适应的绩效考核指标体系"，其中，医联体综合绩效考核包括建立完善医联体运行机制情况、医联体内分工协作情况、区域资源共享情况、发挥技术辐射作用情况、可持续发展情况等。配套政策落实情况考核，重点考核医联体相关配套政策落实情况以及医联体建设成效，包括统筹规划情况、配套政策落实情况、居民健康改善情况等。2020年7月，国家卫生健康委、国家中医药管理局《关于印发医疗联合体管理办法（试行）的通知》（国卫医发〔2020〕13号）提出，加快推进医联体建设，逐步实现医联体网格化布局管理。

2019年5月，国家卫生健康委、国家中医药管理局《关于推进紧密型县域医疗卫生共同体建设的通知》（国卫基层函〔2019〕121号）提出，通过紧密型医共体建设，进一步完善县域医疗卫生服务体系，提高县域医疗卫生资源配置和使用效率，加快提升基层医疗卫生服务能力，推动构建分级诊疗、合理诊治和有序就医新秩序。到2020年底，在500个县（含县级市、市辖区）初步建成目标明确、权责清晰、分工协作的新型县域医疗卫生服务体系，逐步形成服务、责任、利益、管理的共同体。

在国家政策强力支持下，医联体、医共体建设取得积极进展。总的来看，医联体、医共体的推进使基层卫生服务工作得到更多的关注和支持，基层卫生机构的接诊量和床位使用率都有所增加，患者就医的便利程度有所提高，群众满意度也有所提升，不同医疗机构间的分工合作得到进一步加强，医联体内医疗人员的流动速率加快、人才培养效果明显，各成员单位尤其是基层单位的医疗服务水平得到一定程度的提升。另外，医疗卫生资源配置与利用更加合理，基层医疗机构的管理成本有所下降，运营效率有所提高。

然而，在医联体、医共体的建设实践中，还存在一些困难和问题。一是主要关注线下业务、物理空间的联合，对数字化技术和平台重视不够。二是医联体、医共体内信息不互通、不互联，数据不共享问题突出。医联体、医共体各业务系统建设条块分割，系统之间信息互通不畅，"信息烟囱"和"信息孤岛"现象突出。现有医联体、医共体内部各医疗机构间医疗信息数据未整合，无法实现区域卫生资源、信息资源和服务资源共享。三是医联体、医共体内利益共享和激励机制有待进一步完善。医联体内医疗机构隶属于不同管理部门，缺乏规范、统一、操作性强的利益共享机制，各医疗机构间存在利益分歧和积极性不高、权属不清等问题。四是受限于行政和地域划分，医联体、医共体间难以形成更大规模的医疗资源共享。医联体、医共体间合作动力不足、机制不畅，可能会使医联体、医共体变成一个个"山头"，难以形成更大规模的医疗资源共享。

（三）数字卫生健康共同体

2020 年 10 月 29 日，党的十九届五中全会审议通过的《中共中央关于制定国民经济和社会发展第十四个五年规划和二〇三五年远景目标的建议》明确提出，"全面推进健康中国建设"，"推动构建人类卫生健康共同体"。《"健康中国 2030"规划纲要》提出，"把健康摆在优先发展的战略地位"，要"以农村和基层为重点，推动健康领域基本公共服务均等化，维护基本医疗卫生服务的公益性，逐步缩小城乡、地区、人群间基本健康服务和健康水平的差异，实现全民健康覆盖，促进社会公平"，同时提出，要"发挥科技创新和信息化的引领支撑作用，形成具有中国特色、促进全民健康的制度体系"。国务院办公厅《关于推进医疗联合体建设和发展的指导意见》（国办发〔2017〕32 号）提出，要"充分发挥数字化对医联体的支撑作用"，"统一信息平台……结合建立省、市、县三级人口健康信息平台，统筹推进医联体相关医院管理、医疗服务等信息平台建设，实现电子健康档案和电子病历的连续记录和信息共享，实现医联体内诊疗信息互联互通"。

近年来，数字化技术和手段在医联体、医共体中的作用逐渐得到高度重视，数字技术的优势、数字化平台支撑中国医改的必要性逐步显现。在医联体、医共体基础上，得益于数字化技术和平台在推动医疗健康服务全要素数字化和医疗模式转型升级上的显著作用，数字卫生健康共同体（简称"数字健共体"）在实践中应运而生。

从 2012 年起，福建省三明市不断推动"三医联动"的改革步伐，依托数字化医药交易平台，实行药品耗材联合限价采购；通过智慧医保平台，切实加强医疗服务监管，严格医疗机构用药管理，规范公立医院集中采购药品目录。在学习借鉴三明市医改成功经验的基础上，天津、山东等地积极推进数字健共体的实践探索。这一改革探索和创新实践，依托数字技术赋能和平台支撑，通过建设基层数字健共体、病种数字健共体，及数字健康帮扶等模式，努力实现基层医疗服务能力提升、老百姓健康指标提升、医保费用增速降低的"两升一降"目标，最终实现从"以治疗为中心"向"以健康为中心"的转变。2020 年12 月，由国家卫生健康委体制改革司和宣传司指导，《中国卫生》杂志、健康报社主办的 2020 年度"推进医改 服务百姓健康十大新举措、十大新闻人物"评选结果揭晓，天津市凭借"创新打造'四朵云'平台，推进基层数字健共体建设"，为百姓提供全流程"防、诊、治、管、健"服务，位列十大新举措榜首。①

概而言之，数字健共体是一种以数字技术和平台为支撑，以人民健康为中心，以普惠、均等、共享为价值追求的紧密型医共体，依托数字化平台完善医疗、医保和医药"三医"联动机制，广泛、高效聚集医生、医疗机构、患者及医药健康全行业资源，通过增量绩效改革和数字化手段赋能引导优质医疗资源下沉，构建线上与线下协调联动、高效运转的数字健康体系，提升医疗健康机构服务质量和行业整体服务效率，提高医疗健康服务的可及性和可负担性，助力医药卫生体制深化改革，助推卫生健康治理体系和治理能力的现代化。

数字健共体的主要特征和作用如下：一是平台赋能。依托平台，为基层患者提供远程会诊和转诊服务，以人工智能辅助系统、移动便携式智能终端等数字化手段赋能，提高基层医疗服务能力。二是数据共享。通过平台实现个人健康档案的授权

① 《2020年度"推进医改 服务百姓健康十大新举措"发榜 天津榜上有名》，津云新闻，http://www.tjyun.com/system/2020/12/23/050801801.shtml，2020年12月23日。

调阅服务，构建个人动态健康档案，进而实现不同医疗机构间的数据信息共享、互通，有助于解决医联体、医共体信息互联互通和数据共享难题。三是优化配置。充分发挥平台聚资源、促配置作用，实现医疗健康数据等资源立体打通、多点互动，改善医疗资源空间分布不均衡、医疗资源配置不合理局面。四是智能监管。提高医保智能化监管能力和监管效率，通过搭载人工智能处方审核系统，有效杜绝大处方、重复开方、不合理开方等，依托数字化溯源手段，有效遏制过度医疗、欺诈骗保等行为。五是激励机制。通过数字化手段赋能，建立医疗机构、医生等多元主体的利益共享和激励机制，更好地调动不同主体的积极性。

二、核心要旨

让不同年龄段的所有的人过上健康的生活是联合国可持续发展目标的重要内容①，也是我国实现"以人民健康为中心"发展理念的核心目标。基本公共卫生服务是我国公共卫生领域一项长期的、基础性的制度安排。2006 年党的十六届六中全会通

———————————

① 联合国可持续发展目标 3：让不同年龄段的所有的人过上健康的生活，提高他们的福祉。

过的《中共中央关于构建社会主义和谐社会若干重大问题的决定》明确提出，要"逐步实现基本公共服务均等化"，保障社会公平正义，促进和谐社会建设。2009年4月，《中共中央 国务院关于深化医药卫生体制改革的意见》首次提出"基本公共卫生服务均等化"目标，将"促进基本公共卫生服务逐步均等化"作为2009—2011年着力抓好的五项重点改革之一。①2017年1月，国务院《关于印发"十三五"推进基本公共服务均等化规划的通知》指出，基本公共服务均等化是指全体公民都能公平可及地获得大致均等的基本公共服务，其核心是促进机会均等，重点是保障人民群众得到基本公共服务的机会。党的十九大报告提出，国家基本公共服务涵盖幼儿服务、公共教育、劳动就业、医疗卫生等领域，聚焦人民最关心最直接最现实的利益问题。通过健全基本公共服务标准体系，确保基本公共服务覆盖全民、兜住底线和均等享受，使人民群众的获得感、幸福感、安全感更加充实、更有保障、更可持续。②

① 《中共中央 国务院关于深化医药卫生体制改革的意见》，中华人民共和国中央人民政府，http://www.gov.cn/test/2009-04/08/content_1280069.htm，2009年4月8日。

② 《以标准化促公共服务均等化》，中华人民共和国中央人民政府，http://www.gov.cn/xinwen/2019-02/20/content_5366974.htm，2019年2月20日。

改革开放以来，中国卫生改革发展取得世人瞩目的成就，受到国际社会的普遍赞誉。然而，在不同区域之间，基本医疗卫生服务仍存在较大的差异性，具体体现在城乡之间政府投入不均等、医疗卫生资源配置不均等、医疗卫生服务水平不均等方面。面对这些问题，必须适应数字时代的要求，建设以健康为中心，以数字化为支撑，以普惠、共享、均等为特征的数字卫生健康共同体。实现基本医疗卫生服务的普惠、均等、共享，一直是我国相关领域的主要政策目标。基本医疗卫生服务的普惠、均等、共享，突出强调的是个体获得医疗卫生服务机会的普惠、均等、共享。其中，"普惠"侧重于个体获得基本医疗卫生服务的可及性和实惠性；"均等"突出的是医疗卫生资源的分布均等、个体获得医疗卫生服务的机会均等；"共享"强调的是医疗卫生服务资源共享、医疗卫生服务信息共享、医疗卫生服务机会共享等。正如图4-1所示，外围三角形边界是医疗卫生服务实现普惠、均等、共享目标的最优值，而现实中，医疗卫生服务的普惠、均等、共享的实现情况却主要分布在里面的深色三角形区域，与理想情况存在一定差距。需要指出的是，普惠、均等、共享的实质是对原有利益格局的调整和对各相关利益主体利益的重新分配，因此其中必然充满了利益的冲突、力量的角逐，是一个复杂的过程，不可能一蹴而就。对此，我们必须有清醒的认识。数字健共体依托数字化平台，充分发挥平台优化配置资源、零边际成本等优势，通过数字化赋能，促进资源下沉，提高医疗卫生服务的可及性和可负担性，很大程度上能够助推医疗卫生服务更加普惠、均等、共享。

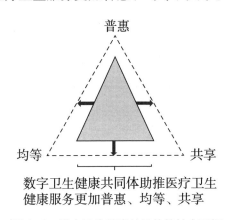

数字卫生健康共同体助推医疗卫生
健康服务更加普惠、均等、共享

图4-1　数字卫生健康共同体的核心要旨

三、价值逻辑

数字卫生健康共同体助推医疗卫生健康服务更加普惠、均等、共享的价值逻辑主要体现在以下三个方面：

（一）依托平台，优化医疗资源配置

大数据、人工智能、物联网、区块链等数字技术的创新应用正在快速改变传统的医疗服务模式，医院的边界不再像过去那样清晰，一个最为明显的特征是，互联网医疗健康平台成为一种新的组织模式。平台是一种居中撮合、连接两个或多个群体的市场组织，其核心在于促进不同群体之间的交互和匹配。互联网平台通过互联网将市场中的供给端和需求端连接在一起，实现跨区域、跨行业的海量产品、服务和资源的交换与配置，重要的是，数字平台将产品和服务从地球一端发送到另一端的成本几乎为零，且可供选择的产品类型也无限丰富（梯若尔，2020）。实质上，平台在"互联网＋"连接一切的过程中起的是"中间人""中介"或者"经纪人"的角色（埃文斯、施马兰奇，2018），核心功能在于匹配双边市场或多边市场的供需主体，实现资源的最优配置。

总体来看，平台作为连接双边或者多边的"中间人"，与传统企业等组织模式相比，具有以下本质属性：一是互联网本身的开源性、开放性，容易实现共享发展、包容发展；二是平台的网络外部性、规模效应等优势，使得平台具有准公共物品属性，公共部门与私人部门的边界日益模糊；三是平台零边际成本优势，具有显著的规模经济效应；四是通过大数据和算法技术，能够有效匹配不同参与者的需求；五是大数据、区块链等数字技术赋予平台具有较强的信息透明性。这些本质特征有助于平台更广范围、更低成本、更高效率优化配置资源。

我国城乡之间、东西部之间、同一区域不同群体之间的医疗卫生资源分布不合理，三级医院集中了大量优质医疗资源和医疗器械，而偏远地区、农村地区医疗资源极其稀缺，且医疗服务水平相对较低。数字卫生健康共同体充分发挥数字平台聚集资源、优化配置作用，实现医疗健康数据等资源立体打通、多点互动，打破空间和医院的"围墙"，促进优质医疗资源下沉，改善医疗资源分布不均衡、医疗资源配置不合理的困局，促进大规模供需匹配，增强优质医疗资源的覆盖面，提高优质医疗资源的可及性、可负担性。

（二）数字赋能，提升医疗服务能力

长期以来，我国基层医疗机构整体服务能力和业务水平相对较低，医疗设备不足且远程医疗设备利用效率不高，医疗卫生技术人才短缺问题突出，偏远地区、农村地区基层医疗服务能力仍然较为薄弱。

数字卫生健康共同体主要通过以下四种方式提升医疗卫生服务能力：一是通过人工智能、大数据等数字技术，依托数字流动医院、移动便携式智能医疗设备等，对患者进行检查检验、病情分析和预警提示，辅助医生对患者进行病情诊断。二是依托平台，鼓励二、三级医院向基层医疗机构提供远程会诊、远程病理诊断、远程影像诊断、远程心电图诊断、远程培训等服务。三是辅助医生为患者制订健康管理计划和随访计划，及时提示医生对病情进行治疗、定期随访，对患者进行生活方式干预，监督患者用药和饮食行为。四是对于慢病患者，平台推荐其与家庭医生签约并建立个人慢病管理信息库，平台经过授权，在安全可控范围内从各医疗机构获取患者慢病信息；患者通过智能监测设备完成体征监测，结果实时上传平台；再结合医生和患者填写的信息，共同构建精准的个人健康画像，实现对患者的动态化、个性化健康管理。数字卫生健康共同体赋能基层医疗服务流程具体见图4-2。

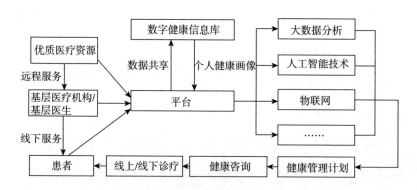

图4-2　数字卫生健康共同体赋能基层医疗健康服务流程图

（三）资源下沉，提升群众健康获得感

数字技术条件下，数字化、智能化设备有助于对患者信息进行连续记录，提高居民自我健康管理的主动性、参与性和选择性，推动患者离开医院之后随诊管理，为慢病患者提供精准、可靠的健康管理方案，实现个性化精准医疗健康服务，全面管理和改善个体健康状况。

数字卫生健康共同体有助于解决群众"看病难"的问题。以家庭医生服务为节点，通过信息共享的医疗服务平台，为患者建立数字健康档案。数字技术赋能基层家庭医生，为患者提供包括在线签约、过程管理、辅助诊疗、档案服务、健康教育、健康科普等，支持线上线下、同步异步等不同医患交流沟通方式。家庭医生可以通过健康咨询、在线诊疗等多种形式与患者沟通，定期对患者病情进行评估，并给出指导性意见。同时，针对长期以来群众意见很大的"看病贵"问题，数字卫生健康共同体依托数字化平台零边际成本、规模经济等优势，有助于实现医疗服务的广覆盖、均等化、可负担。与到大城市进行"面对面"的医疗服务费用相比，平台"零边际成本"特征使互联网诊疗服务费用无须大幅度提升，且为偏远地区群众省去了到大城市看病的往返路费与住宿费等费用，在一定程度上缓解了百姓"看病贵"问题。

第二节　实践探索

一、数字健康的三明经验

福建省三明市是一个常住人口近 260 万人的城市。①2011 年，受经济发展薄弱、城市老龄化问题严重、劳动力连年流失、医药价格连续多年疯涨等诸多因素影响，市医保资金亏空严重。为解决这一问题，三明市启动了以"腾空间、调结构、保衔接"为主旨的"腾笼换鸟"式医疗改革。改革旨在以调整医药目录、压缩药品耗材虚高价格为突破口，逐步推进医疗、医保、医药联动改革，创新薪酬分配和监督考核，推动资源下沉和服务模式转变，最终达成患者、医务人员和医院的三方共赢局面。

（一）典型做法

三明市首先建立了高效有力的医改领导体制和组织推进机制。改革伊始，就成立了三明市深化医疗卫生体制改革领导小

---

① 《2019 年三明市国民经济和社会发展统计公报》，三明市统计局，http://tjj.sm.gov.cn/xxgk/tjgb/ndgb/202003/t20200302_1478899.htm，2020 年 3 月 2 日。

组，将市财政、卫生等部门有关负责人列为"医改领导小组"成员，并将卫生、社保、药品等医疗相关部门全部划归时任副市长詹积富分管。创新性的机构配置和领导分工机制为三明市医改的启动与推进奠定了坚实的组织基础。一方面，依托数字化医药交易平台，实行药品耗材联合限价采购。即依照总量控制、结构调整、有升有降、逐步到位的原则，将腾出的空间在确保群众受益的基础上，重点用于及时相应调整医疗服务价格，建立动态调整机制，优化医院收入结构，建立公益性运行新机制。另一方面，通过智慧医保平台，切实加强医疗服务监管，严格医疗机构用药管理，规范公立医院集中采购药品目录；对医院运行、门诊和住院次均费用增长、抗菌药物和辅助用药使用等进行监控，对不合理用药等行为加大通报和公开力度。

从大锅饭到年薪制，化灰色收入为阳光年薪。2013 年，三明市在 22 家公立医院全面实施年薪制这一全新的考核机制。根据考察对象不同，三明市将年薪制分为院长年薪制与医生年薪制。其中，院长的年薪由属地财政部门发放，考核项目包括服务评价、办院方向、平安建设、管理有效、发展持续 5 大类、34 个子类指标。医生年薪包含基本年薪和绩效年薪，基本年薪按月发放，绩效年薪与岗位工作量、医德医风、社会评价挂钩，通过医院和科室两级考核确定实际薪酬。① 实施薪酬制后，医生薪酬资金完全来源于医院的医务性收入，包括诊疗、手术、护理、床位等。薪酬制使得院长和医生高收入"阳光化"，引导医生以患者为中心，把院长和医生的行为回归到病人利益最大保障上来。

在县级层面，三明市积极推进紧密型县域医疗共同体，医保基金和基本公共卫生服务经费按人头对医共体总额付费，实行总额包干、结余留用。采取有效措施激励基层做实家庭医生签约服务、强化慢病管理，引导上级医院主动帮扶家庭医生和乡村医生等提高服务水平。通过深化上下联动促进优质医疗资源的下沉，并在有效落地分级诊疗的同时，逐步构建以健康为中心的线上线下一体化医疗服务体系。

2020年2月，三明市批复设立全市首家互联网医院——三明微医互联网医院。希望依托数字化、网络化、智能化平台，构建线上线下联动、医药保闭环的医疗服务体系，更好助推从"以治病为中心"向"以健康为中心"的转变。

---

① 三明市医改办：《三明医改：星火燎原》，2018年12月。

（二）取得成效

2019 年 11 月，国务院深化医药卫生体制改革领导小组印发了《关于进一步推广福建省和三明市深化医药卫生体制改革经验的通知》（国医改发〔2019〕2 号），肯定了三明市"不折不扣完成深化医药卫生体制改革任务，并结合实际大胆探索突破，取得了积极成效"。

据统计，2011—2018 年的 7 年间，福建三明市通过药械集采信息化平台（海西医药交易中心）实现了全市 22 家县级以上公立医院的药品和耗材联合限价采购，同时实行药品零加成，斩断医院和药品费用的联系，实现公立医院公益性回归。城镇职工医保报销比例高出全国平均水平 10 余个百分点，住院次均费用由 6553 元下降到 5847 元；城乡居民医保报销比例高出全国平均水平 5 个百分点，次均住院费用年均增幅仅 2.55%，显著减轻了老百姓看病负担。①

图 4-3 表明，以 2011 年为基数，三明市 22 家县级以上公立医院实际医疗费用从 2011 年的 16.9 亿元上升到 2018 年的 30.22 亿元；若是三明市不改革，按照全省增长中位数 16% 计算，这些医院的医疗费用将从 2011 年的 16.9 亿元上升到 2018

---

① 三明市医改办：《三明医改：星火燎原》，2018 年 12 月。

年的 47.77 亿元。总体来看，若按 16% 的增长速度计算，从 2012 年到 2018 年三明市 22 家县级以上公立医院 7 年的医疗总费用将达到 223.77 亿元，而实际是 168.52 亿元，相对节约 55.25 亿元。

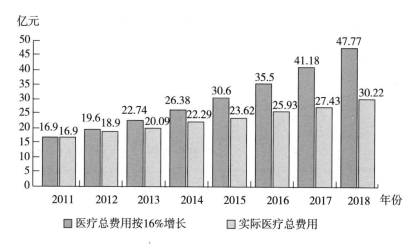

图 4-3　2011—2018 年三明市 22 家县级以上公立医院医疗费用按 16%
增长与实际情况对比图

数据来源：三明市医改办：《三明医改：星火燎原》，2018 年 12 月。

以 2011 年为基数，三明市 22 家县级以上公立医院实际药品耗材支出从 2011 年的 10.15 亿元下降到 2018 年的 10.02 亿元；若是按 16% 的增速计算，这些医院的药品耗材支出将从 2011 年的 10.15 亿元上升到 2018 年的 28.67 亿元（图 4-4）。总体来看，若按 16% 的增长速度计算，从 2012 年到 2018 年三明市 22 家县级以上公立医院 7 年的药品耗材支出将达到 134.22 亿元，实际是 60.62 亿元，相对节约 73.6 亿元。

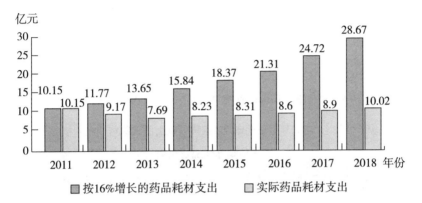

图 4-4　2011—2018 年三明市 22 家县级以上医院药品耗材支出按 16%
增长与实际情况对比图

数据来源：三明市医改办：《三明医改：星火燎原》，2018 年 12 月。

以 2011 年为基数，三明市 22 家县级以上公立医院医务性收入从 2011 年的 6.75 亿元上升到 2018 年的 20.2 亿元；若是按 16% 的增速计算，这些医院的医务性收入将从 2011 年的 6.75 亿元上升到 2018 年的 19.05 亿元（图 4-5）。总体来看，若按 16% 的增长速度计算，从 2012 年到 2018 年三明市 22 家县级以上公立医院 7 年的医务性收入是 89.15 亿元，实际是 107.5 亿元，7 年医疗机构附加得利 18.35 亿元。

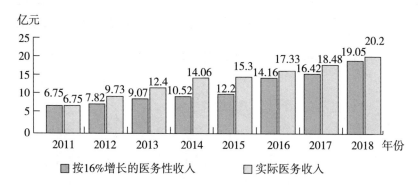

图 4-5　2011—2018 年三明市 22 家县级以上医院医务性收入按 16% 增
长与实际情况对比图

数据来源：三明市医改办：《三明医改：星火燎原》，2018 年 12 月。

（三）经验总结

三明市医改成功的原因是多方面的，包括建立高效有力的
医改领导体制和组织推进机制、创新薪酬分配激励机制、强化
医疗机构监督管理、改革完善医保基金管理、上下联动促进优
质医疗资源下沉等。①

此外，还有一个极为重要的因素：三明市医改从一开始，
就抓住了以数字化、信息化手段推动"三医联动"这个"牛鼻
子"。一是依托数字化医药交易平台，实行药品耗材联合限价采

① 《〈关于进一步推广福建省和三明市深化医药卫生体制改革经
验的通知〉印发》，中华人民共和国中央人民政府，http://www.gov.cn/
xinwen/2019-11/20/content_5453803.htm，2019 年 11 月 20 日。

购，充分利用平台优化配置资源的优势，释放更多的价值增值
空间；二是通过智慧医保平台，加强医疗服务流程的数字化、
动态监管，预防不合理用药等行为的发生，充分、高效使用医
保资金。这是一条重要的经验。

二、天津的基层数字卫生健康共同体实践

1999—2000 年间，中国进入了老龄社会，正在向深度老龄
化迈进（杨燕绥，2015；2019）。到 2050 年，中国 60 岁以上人
口比例将达到 35%（图 4-6）。老年人具有多器官功能减退、多
种慢病共存、临床变化快、难以预测等特征。综合来看，老年人口

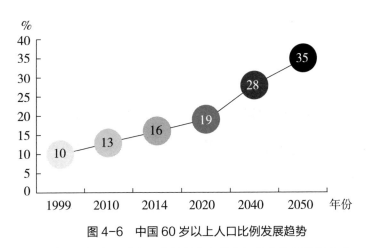

图 4-6　中国 60 岁以上人口比例发展趋势

数据来源：杨燕绥：《中国老龄社会与养老保障发展研究报告（2014）》，
清华大学出版社 2015 年版。

增长迅猛、老年病患病情复杂，亟须综合防治医疗服务策略。然而，当今医院医生不同程度存在"专而不全"问题，专科医生各自诊断开药，既不利于老年人健康，也造成了医疗资源的极大浪费。

天津是一个人口接近 1600 万的直辖市，老年人口逐年上升，已进入人口老龄化加速期，截至 2018 年底，全市 60 岁及以上户籍老年人口达到 259.08 万人，占比 23.97%，这意味着大约每 4 个天津人当中，就有一位是老年人。① 以老年人、慢性病患者为主要服务对象的基层医疗卫生服务机构，亟待进一步提高服务能力，加强设备投入，提升业务水平、实施精细化管理，增强患者对基层医疗服务水平的信任度。内增活力、外加动力，形成可持续的良性发展局面，从而促进医联体和分级诊疗工作取得实质性进展。

2020 年 1 月，天津市启动基层数字卫生健康共同体（以下简称"基层数字健共体"）建设行动，以期依托数字化赋能，提升医疗健康服务水平和居民健康指标，降低医保支出增幅，加快构建全市以健康为中心的高效健康维护体系，开创了省级行政区基层医疗数字化转型升级的先河。天津成为全国首个全面

---

① 相关数据资料基于深入天津调研收集整理。

启动数字健康建设的省级行政区。①

（一）典型做法

天津市基层数字健共体是"踩住脚，倒着做龙头"的创新医改模式，以"三医联动"为基础，以居民健康为目标，以家庭医生签约为抓手，以绩效管理为杠杆，以数字技术和平台为支撑，探索构建贯穿百姓"生命全周期、健康全过程"的健康维护体系。基层数字健共体旨在优化医疗资源配置，提升医疗、医药、医保效能，以创新的数字化手段赋能家庭医生，加强未病能防、有病能诊、小病能治、大病能转、慢病能管的"五能家庭医生"能力建设，为患者提供线上线下相结合的延续治疗和全方位、全周期的健康管理服务，从而提升居民就医体验，降低居民医疗费用支出，节省社会医疗资源投入，充分发挥家庭医生"健康守门人""医疗费用守门人"的作用。

1. 国内首个由互联网医院牵头的紧密型医共体

基层数字健共体是依据天津市卫生健康委印发的《天津市基层医疗卫生机构数字健共体建设指导方案》（津卫基层〔2020〕

---

① 《天津全面启动基层数字健共体建设，数字化助力"健康天津"》，新华网，http://www.xinhuanet.com/money/2020-04-29/c_1125923591.htm，2020年4月29日。

296号），由天津微医总医院（天津微医互联网医院）牵头，协同全市267家基层医疗卫生机构，组建的紧密型基层医疗卫生共同体。

基层数字健共体内各成员单位与牵头单位通过一对一协议的形式，明确各自的责任、权利和义务，建立资源共享、分工协作、责任共担和利益共享机制，共同完善区域医疗卫生健康服务体系，提升服务能力、质量和效率。

通过建立协同发展机制，打造"管理共同体"，数字健共体内各医疗机构在规章制度、技术规范、人员培训、绩效考核等方面执行统一标准，实现以上带下、协同发展；通过建立共建共享机制，打造"服务共同体"，健全数字健共体运作机制，实现组织同建、管理同步、服务同做、资源共享，形成优势互补的医疗卫生健康服务体系；落实医保部门对紧密型医疗联合体实行总额付费的政策，着力打造"利益共同体"；通过建立分工协作机制，打造"责任共同体"，即界定数字健共体牵头医院、区域中心医院和基层医疗卫生机构的关系，全面落实分级诊疗制度，逐步建立管理统一、服务同质、利益共享、责任共担的工作机制。

2.建立以家庭医生为基础的健康责任制和以结余留用为基础的薪酬绩效机制

以基层医疗卫生服务为切入点，以居民健康为目标落实家庭医生健康责任制，为签约居民提供安全、有效、连续、可及的服务，构建"防、诊、治、管、健"全流程服务管理闭环。

促进医保结余留用。建立基层数字健共体内医院额度分配机制，以慢病管理人数、健康管理指标作为分配依据；重点完善医保、医药、慢病管理体系，减少重复医疗、不合理用药、管理不足引发并发症等带来的医保支出，提供医保控费基础；通过大数据分析和挖掘、升级事前事中事后审核、引入人脸识别系统、药品电子监管码等手段，加强医保控费和监管，规范医生诊疗行为，避免医保拒付、套保骗保等现象发生，从而促进医保基金精细化管理，提高医保基金使用效率，形成医保结余留用。

建立以居民健康为目标的薪酬绩效考核机制。建立以家庭医生责任制为基础，以健康管理绩效为核心，多劳多得、优绩优酬的内部分配机制，并与药品、耗材和检查检验收入脱钩，通过结余留用资金提高基层医务人员阳光化收入，激发基层健康管理动力。机制设计参照福建省三明市"工分制"、浙江省玉环市医卫融合绩效分配制度、上海市社区卫生服务中心基本项目标化工作量指导标准，依据天津市基层数字健共体和标准化门诊业务，从行为指标、效果指标、系数指标三方面核定绩效分值，总得分＝（行为指标＋效果指标）得分 × 系数指标，以工分制进行绩效分配，从而调动基层医疗卫生机构和医务人员服务积极性，提升居民健康指数。

3. 提供以"四朵云"数字化平台为基础的集约化服务

以云管理、云服务、云药房、云检查"四朵云"平台为基础的数字化应用成为赋能基层、提供集约化服务的核心引擎，实现慢病患者数据统一、诊疗统一、用药统一、管理统一。应用于院内标准化全科门诊的流程再造和院外"互联网＋服务"的延伸，以数字化赋能基层。

统一的"云管理"平台。建立数据管理中心与数据运营中心，促进基层数字健共体内各类医疗服务纵向贯通融合，实现基本医疗和基本公卫服务等数据互联互通，推进基层数字健共体内健康档案、电子病历和检验报告、影像资料等信息共享和业务协同，为诊疗路径、病种管理、药事服务、检查检验、薪酬绩效、医保监管与结算等提供标准化、数字化的支撑与统一管理，并应用于政府监管大屏，保障和监管业务的运行，助力数据资产的高质量管理与应用。

统一的"云服务"平台。建立家医服务中心、诊疗服务中心、健管服务中心、特需服务中心，为居民提供多形式、多层次、多样化的中西医结合医疗护理和健康管理服务。平台通过集中运营、统一管理、分工负责、分级服务的方式，受理居民提出的家庭医生签约、上门入户特需医疗、家庭病床、"互联网＋护理"等服务需求，按照全市统一医疗质控标准，依居民签约属地网格管理。通过标准化全科门诊，对患者就医全过程提供以健康管理为中心的服务，包括诊前预约提醒、到院身份识别、健康之家体检和健康筛查、候诊区宣教，诊中标准化诊疗、规范化并发症筛查，诊后个性化健康管理方案、居家健康监测、慢病随访、健康教育、用药指导等。

统一的"云药房"平台。建立药事服务中心，提升基层药品供应保障能力，引入"互联网＋药品保障"服务模式，推动全市基层医疗卫生机构和二、三级医疗机构药品目录有效衔接，延伸基层慢病管理和长处方工作制度，通过统一标准，强化处方点评和监管、处方外流、现代物流配送药品等方式，解决基层医疗卫生机构药品保障不足、使用不规范等问题，着力满足社区慢病患者多样化用药需求。

统一的"云检查"平台。建立检验检查中心，优化医疗卫生资源集约配置，推动建立"基层检查、上级诊断"的服务模式，实现检查检验数据互联互通、结果互传互认和优质医疗资源共享。通过搭建云影像中心、云心电中心、云检验中心等区域医疗共享中心，分阶段逐步覆盖所有基层医疗卫生机构。进一步贯通服务链，优化医疗资源配置，实现上下联动、医疗资源开放共享，着力提高服务效率，降低运行成本。

4.建立以家庭医生为主体的人头付费和区域总额打包机制

天津市医保局、市卫生健康委落实国家医保局、国家卫生健康委关于鼓励支持互联网医保、互联网医疗健康发展的要求，坚持改革创新，相继出台了《关于支持紧密型医疗联合体整体参加医保支付方式改革有关工作的通知》《关于支持医疗联合体内处方流动有关工作试行的通知》《关于印发〈天津市"互联网＋"医疗服务医保支付管理办法（试行）〉的通知》等政策文件，有力推动了天津市基层数字健共体建设。

落实数字健共体内医保额度统筹使用，数字健共体内各成员单位建立分工协作和转诊机制的，可依协议约定统筹使用医疗联合体同一险种的医保总额指标。医保经办机构按照全市统一方案核定各成员单位医保总额指标，逐一累加后作为医疗联合体医保总额指标。

天津市基层数字健共体借鉴罗湖经验，融入天津本地特色，推动医保支付方式改革创新。区域基层数字健共体（紧密型医疗联合体）在对区域内家庭医生签约居民实施有效管理的基础上，可结合家庭医生签约服务申请实行全病种按人头付费。建立"总额管理、结余留用"的激励约束机制，促进区域医疗联合体内各级各类医疗机构加强分工协作，上下转诊、分级诊疗。

家庭医生作为居民"健康守门人""医疗费用守门人"，结合家医签约、慢病管控的责任制，探索门诊慢病按人头付费。将医疗联合体视为一个付费主体，按规定核定其按人头付费额度，按月与医疗联合体结算人头费用，年终在对医疗健康管理质量进行考核的基础上，落实"结余留用、超支不补"的激励约束机制。

（二）取得成效

天津基层数字健共体在首批试点建设的基础上，陆续在全市各区深入推进，在提高居民就医便利性、提升基层医院服务能力等方面取得了较好的成效。从 2020 年 9 月至今，数字健共体平台实际运营一年来，累计提供处方服务 44 万余人次，其中，线上就医送药到家近 6 万人次，提供专业用药指导 14194 人次，建档管理慢病患者超过 7 万人。通过慢病管理中心、健共体标化门诊及其数字化手段，引入"互联网 + 药品保障"服务模式，线下提供 2122 种药品，线上覆盖 3500 多种药品，有效衔接了二三级医院药品目录，提升了基层用药保障能力。通过 30 辆云巡诊车、疫苗移动接种车等智能移动设备，开展家医随访、健康体检、新冠疫苗接种等服务，推进"服务进社区""服务进家门"服务体系建设，全力参与疫情防控工作。①

1. 数字化赋能院内标准化全科门诊，落实"健康守门人"

通过基层数字健共体建设，落实标准化全科门诊。在基层医疗卫生机构建立标准化服务路径，先服务、后诊疗，将医疗服务和公卫服务融合为一体。标准化全科门诊对接"四朵云"数字化平台，以全生命周期的电子健康档案为基础，对患者就医全过程提供以健康管理为中心的服务，改变了医院过去以治病为中心的定位，为慢病患者提供全流程的"防、诊、治、管、健"服务闭环，实现医疗服务与健康管理服务相结合，推动"医防融合、以筛促防"，让老百姓在基层就能享受到看病、管

---

① 相关数据资料基于深入天津卫健、医保部门及有关平台实地调研收集整理。

病、管健康的全方位服务。

【专题1】 天津三区签约落地基层数字健共体，织起患者守护网

2020年11月17日，和平区政府、南开区政府、西青区政府分别与第三方数字健康平台签约，共同建设数字健共体。

张阿姨成为三区签约后第一个享受到数字健共体标准化全科门诊服务的患者。"以前主要是来拿药，现在专门教我怎么吃药，还有怎么饮食、怎么运动，医生说以后不方便来医院还可以在手机上找他复诊，药直接送家里去。"54岁的张阿姨患糖尿病多年，需要定期到西青区中北镇社区卫生服务中心复诊、取药。与以往不同，这次张阿姨在就诊前经过预检分诊、健康查体、健康教育候诊，在就诊时医生结合健康档案、查体数据以及历史3个月用药记录开具处方，就诊后张阿姨拿到了"健共体共享处方"处方笺，取药后还有专门的健康管理师提醒她用药计划，并指导她如何从饮食、运动、血糖监测等方面降低血糖。

这张"健共体共享处方"，除了看得见的就医流程，背后还有一张"看不见"的安全用药保障网。患者无论线上还是线下复诊，医生处方开具后，都会流转到云药房的审方平台，通过

人工智能审方技术和人工审方相结合，确保用药安全。围绕张阿姨这样的慢病患者，可以定制的健康管理方案，健康管理师全程指导落实饮食、运动、用药等计划，患者也可以随时在线向医生、药师咨询，从而通过发挥家庭医生"健康守门人"的作用，为患者织起健康守护网。

签约后 3 日内，和平区南营门、西青区中北镇社区卫生服务中心为 317 位居民新增健康档案，健康管理师现场打印并解读健康管理处方 177 人次，平均服务时长 15—20 分钟，得到百姓认可和欢迎。

（资料来源：基于实地调研，根据深入访谈材料整理）

2. 院外"互联网＋医疗健康服务"不断延伸，线上线下一体化保障居民健康

天津市基层数字健共体通过"云服务"平台的搭建，为居民提供了院内院外一体化、线上线下一体化的就医与健康管理服务。符合就诊要求的城镇职工、城乡居民参保人，在线复诊续方后可以选择医保支付，享受一级医院医保报销比例。针对已签约家庭医生的参保人，优先安排家庭医生接诊，打造一站式、全流程的就医与健康管理服务。

【专题2】 数字赋能，居民足不出户享受医保复诊续方与药品配送到家

81岁的严大爷患有高血压和房颤，曾因为疫情近三个月没去医院开药。严大爷在第三方数字健康平台的客服帮助下很快学会了手机问诊，在家就能问到医生、开到药，还能用上医保，严大爷说比过去方便多了。除此之外，居民还可以在互联网平台上预约上门入户特需医疗、家庭病床等服务。

（资料来源：基于实地调研，根据深入访谈材料整理）

3. 五项举措，落实"医疗费用守门人"，实现医保控费

夯实管理式医疗的基础，实施"数据联通＋标准化"处理，为医保控费推进五项举措。一是构建标准化诊疗路径，搭建标准电子病历系统。按照国家医保局要求，研究落地医疗保障基金结算清单（简称"医保结算清单"），共计190个数据项，促进合理诊断、合理检查、合理用药、合理治疗；二是统一药事服务，通过统一处方共享、处方审核、药品供应和药学服务，避免重复用药、超剂量用药、超范围用药、超适应证用药等；三是统一检查检验集约化共享，搭建云检验中心、云心电中心、云影像中心等区域医疗共享中心，实现服务项目、仪器设备、

耗材管理、质量控制、人员技能一体化，推动基层检查、上级诊断、结果互认，避免重复检查；四是大数据复核，开发大数据分析系统，按照设定的规则参数对医保大数据进行挖掘分析，对医疗机构、医务人员的医疗服务以及参保人员有可能产生的道德风险进行有效监测。通过复查诊疗规范化，复查处方审核质量，发现新问题，避免复查过度及重复检查；五是智能病种管理，通过并发症筛查、并发症分类和分级、进行并发症标准化干预，减少重大疾病发生率。经数据测算，高血压、糖尿病控制率有望分别提高到 75% 和 65% 以上，达到国际先进水平。

五项举措提升了医务人员的标准化意识和执行标准的能力，一定程度提高了医保基金使用效能，为数字健共体内实施额度共享、内部调剂，探索总额管理、结余留用的医保政策，推进医保支付方式改革夯实了基础。配套绩效考核与分配制度，强化医生健康管理与主动控费意识，促进发挥医保激励、约束作用，提高了工作效率和精细化管理能力，节约了人力成本和医保费用，同时也助力提升了居民的健康水平和获得感。

【专题 3】 三医联动实现数据互联互通，"管病、管健康"价值凸显在基层，基于三医联动的数据互联互通带来的"管病、管健康"价值在进一步凸显。张华（化名）患有糖尿病多年，需要定期到医院复诊开药。除了降糖药，她还一直服用治疗肾功能不全的辅助用药。这次到家附近的基层医院复诊时，医生却给了她不一样的用药建议。除了医生的医嘱诊断外，还发挥了居民全生命周期电子健康档案和三方联动审方的作用——档案中集成了患者的公卫数据、医疗数据包括检验检查的数据信息。在医生开具处方时，前置审方系统根据检验检查数据中肌酐清除率大于 90ml/min 的情况，发现患者肾功能正常，系统辅助提示患者无须使用肾功能辅助用药，医生结合电子健康档案的数据给患者说明情况后，患者的心也放下来了。这样，不仅可以更健康合理地用药，还能节省开支。

通过上述规则和大数据模型，及时识别和纠正重复用药、超剂量用药、超范围用药、超适应用药等。同时推广医保电子凭证、人脸识别技术等的应用，强化实名就医诊疗和购药管理，对就医诊疗行为和医疗费用信息进行同步监管。

以电子健康档案为基础，结合了医疗、医保、医药三方联动监管审方，一方面以健康为中心促进患者合理用药，节省患者就医费用；另一方面全面规范诊疗行为，提高医疗质量，规

避医疗风险，减少医疗支出，做到全方位为患者的合理用药保
驾护航，促进了医保使用效能的最大化。

（资料来源：基于实地调研，根据深入访谈材料整理）

（三）经验总结

1. "数字化"赋能惠民，创新推进卫生健康、医保和社区服
务联动发展的治理新模式

天津市基层数字健共体推动了社区卫生服务与互联网医疗
健康深度融合，一定程度上实现了互联网与医疗服务、公共卫
生、家庭医生服务、健康管理、药品供应、检查检验、医保结
算、教育科普相融合。采集"卫、医、药、检、保、管"全周
期、全场景的数据，通过以人为主的索引实现数据归一，助力
人、财、物、信息等优化重组、集约使用，健共体间形成相互
配合、优势互补、错位发展，为有序转诊、实施分级诊疗及提
供全方位、全生命周期的健康服务打下基础，为破解医疗卫生
健康领域的"信息孤岛""数据烟囱"难题提供了重要参考，为
医疗卫生资源发展不充分不平衡问题的解决提供了路径选择。

这一模式以人民健康为中心、以数字化为支撑，"医疗＋医
保＋医药"三轮驱动，通过打造普惠、均等、共享的数字健共

体，兜实兜牢基层网底，探索建立持久、稳固的朋友式医患服务关系，提升社区卫生服务质量和便捷性，支撑社区卫生服务模式转型与流程再造，提高社区医疗卫生健康现代化管理水平，一定程度上提升了广大群众就医满意度和获得感，实现了医疗卫生健康领域政府治理同社会调节、居民自治良性互动，进而助力了人人有责、人人尽责、人人享有的社会治理共同体建设。

2.在政府主导下，以市场化机制吸纳社会力量，协同多方共同参与的服务新模式

天津市基层数字健共体在政府的主导下，以市场化机制吸纳社会力量，联合267家公立基层医疗卫生服务机构，积极探索"1+2+4"的改革路径（在一个顶层设计下，以夯实家庭医生作为"健康守门人"和"医疗费用守门人"为抓手，落实云服务、云管理、云药房、云检验"四朵云"的线上线下一体化建设），做实做细服务、责任、利益、管理"四个共同体"。探索构建目标明确、权责清晰、分工协作的新型医疗卫生服务体系，旨在解决以往改革所面临的资金、人员和技术手段等瓶颈。

客观看，基层数字健共体可以说是具有天津特色紧密型医共体的新形式，是互联网、大数据、人工智能同健康服务产业深度融合的新实践，是强基层、促健康以及使用数字化重塑基

层医疗服务体系的新样板，是政企合作加速"医疗＋医保＋医药＋互联网"深度融合的新探索，是以合作的方式推动基层医疗卫生服务的发展和改革、构建可持续发展的健康服务新引擎，也是天津市政府促进平台经济、共享经济健康发展的新举措。

3. 探索以家庭医生为基础，落实"健康守门人"和"医疗费用守门人"职责的健康责任新模式

基层数字健共体将医疗和医保责任相融合，从全科到专科，源于控费需求，更加重视预防，促进医防融合，实施三医联动，完善健康管理闭环。通过落实家庭医生"健康守门人"和"医疗费用守门人"双重角色和责任及数字化赋能基层机构的一系列举措，有助于实现上下转诊、分级诊疗；创新了医保额度共用、总额预付和保证提供高质量服务的基层医疗卫生服务组织，有助于实现管理式医疗全面发展。推动分级诊疗的落实，改善在医疗健康市场基层发展受限，二三级医疗机构处于优势地位，医疗资源发展不充分、不平衡的现状；逐步改变以往医疗服务以营收最大化为目标，虽然全民医保、广覆盖，但基金支出增速过快，效能有待提高的现状；综合发力，基层医疗卫生服务机构探索迈向疾病同治、服务同质，人才留得住、用得好，医护人员受鼓舞、患者得实惠的新发展模式。

三、山东的病种数字卫生健康共同体探索

山东数字健共体的探索从泰安起步。2019 年泰安市慢性大病患者 25.3 万人，占总参保人数的 4.2%；慢性大病医疗费用 6.8 亿元，占总医疗支出的 9.8%，且每年以 10% 以上的速度增长。①2019 年 9 月，泰安市与第三方数字健康平台合作成立互联网医院，通过其数字化药事服务中心，对慢病服务进行流程再造，提供处方流转、在线审方、物流配送等医保复诊一站式服务，实现慢病患者的院内＋院外、线上＋线下连续管理和医保支付，重构了全市慢病服务和管理流程。2020 年 4 月，山东省医保局整合省内外多方资源，推动建设"山东省互联网医保大健康服务平台"。山东成为全国首个探索以数字化驱动医保大健康服务创新改革的省级行政区。2020 年 6 月，泰安市互联网医院医保定点协议生效，围绕互联网诊疗、药事服务、医疗费用结算、数字系统支撑等方面探索"互联网＋医保"创新服务模式。

山东的病种健共体坚持"以健康为中心"价值导向，以健康人群、亚健康人群和慢病人群为主要服务对象，以"防大病、管慢病、促健康"为核心服务内容，建立突出线上服务载

---

① 相关数据资料根据深入山东泰安市调研访谈收集整理。

体，衔接线下实体机构，线上线下相结合的服务模式，重点提升"互联网＋医疗健康"服务的核心能力。

（一）典型做法

构建新型慢病医疗健康服务体系。山东病种健共体以自主研发的数字健共体平台为依托，探索构建"疾病预防、疾病诊断、疾病治疗、慢病管理、健康促进"的新型慢病医疗健康服务体系，赋能基层医生及健康管理师，为慢病患者提供智能化、个性化、规范化的诊疗和健康管理服务，着力提升慢病患者的规范管理率及疾病关键指标控制率、提升患者满意度，初步实现慢病医疗健康管理服务水平提升、慢病人群健康指数提升、慢病医疗管理支出增幅下降的目标，助力医疗机构由治病为中心转向以健康为中心的服务转型。

构建"互联网＋医保＋医疗＋医药"综合医疗保障服务体系。山东有超过1亿人口，2019年全省医疗、生育保险基金总支出1425.8亿元，同比增长8.8%。以人民健康为中心，以医保支付为驱动，山东省在泰安市探索线上线下一体化慢病管理的经验基础上，探索构建覆盖全省的"互联网＋医保＋医疗＋医药"综合医疗保障服务体系，并拟逐步在全省各地市落地数字化慢病管理模式、标准化慢病各病种全流程管理路径，构建互联网医院与实体医院慢病医联体服务体系。依托全链条就医流程智能监控平台，对医师开具处方和检查项目等进行事前提醒、事中控制和事后审核全过程监管，提高慢病管理水平和医保基金使用效率，推动医保基金走向按病种付费的支付方式改革。

跨产业融合发展，打造八大创新服务板块。山东省互联网医保大健康服务平台吸纳医疗、医药、医养、保险和金融等服务机构进驻，通过一个健康门户、一个数字平台，探索打造智慧医保、数字医疗、药事服务、云检服务、数字中医药和康养融合发展的创新服务板块，力图满足全省疫情防控、失能人员、慢病患者、困难群体和老年人网上问诊、咨询服务、复诊购药、慢病续方、医保支付结算、帮办代办、送药上门、出行帮扶等一体化、专业化服务，以及不同群体多层次、多领域、多样化服务需求。这些服务通过"山东医保大健康"微信公众号、官网、呼叫中心、医保健康服务车、数字电视和线下服务机构六大通道，实现对城市、乡村的覆盖。①

基于医保电子凭证和人脸识别，在安全可控范围内实现医

---

① 《山东省互联网医保大健康服务平台成立，实质性打通互联网诊疗医保支付》，新华网，http://www.xinhuanet.com/money/2020-04-26/c_11259 08029.htm，2020 年 4 月 26 日。

保在线支付结算一体化服务。首期进驻的济南微医互联网医院，基于医保电子凭证和人脸识别，在 2020 年 4 月 25 日开出全国首张互联网医保结算单。通过山东省互联网医保大健康平台开通在线医保支付，用户无须到线下医院、药店等机构，医保信息即时核验，实现了医保认证、复诊核验、在线处方、送药到家等关键环节的有序衔接。

为方便老年人使用，平台特别开通了人工客服热线，帮助患者在 2 分钟内完成平台首次签约、医保绑定。随后复诊开药只需拨打电话，即可获得医保购药、送药上门服务。目前该项服务已向患有高血压、糖尿病、冠心病、脑卒中四类疾病（非门规）的济南市城镇职工参保人员开通。

数字化赋能，强化基层医疗健康服务能力。立足慢病管理服务，以两病（高血压、糖尿病）居民健康为中心，以慢性病管理为核心，以数字化平台为手段，以督导随访为主线，通过院内院外、线上线下、专科全科一体化服务模式强化基层医疗服务能力，协助基层医疗机构完成诊疗和健康管理，重点解决患者依从性差和基层医务人员积极性不高的问题。提供区域慢病防治一体化健康管理服务，涵盖"医疗服务、公共卫生、医疗保障、药品材料管理、慢病服务、综合管理"等业务功能，助力实现全方位全周期保障居民健康的目标。

（二）取得成效 ①

山东的病种健共体以医保为切入点，通过"政府 + 医院 + 企业 + 患者"多方参与、合作共赢的方式，在政府主导下，引入市场化运营机制，探索构建互联网医院医保在线支付结算闭环，在医疗机构服务流程再造，方便人民群众就医，提升医保基金使用效率等方面取得了积极进展。

一是以"线上 + 线下"相结合，助力提高慢病服务效率。山东病种健共体依托山东省互联网医保大健康平台，通过线上互联网医院和线下慢病服务中心结合的方式，为患者提供慢病复诊、在线处方、医保结算、送药到家的一站式服务。同时，在济南、泰安、潍坊等市公立医院设立医联体慢病服务中心，配备专业医师、药师、健康管理师，对于慢病患者，挂号、开方、结算、取药一站式办结。患者复诊购药时间由 2—3 小时缩短到 10-20 分钟，医院门诊压力分担 20%—25%，慢病医保基金使用效率提高 10.2%，医疗费用显著下降，以泰安市中心医院为例，慢病门诊金额从人均 550 元减少到 480 元，降幅 12.7%。

---

① 相关数据资料根据深入山东省医保部门、有关平台调研访谈整理。

二是创新医疗服务模式，不断提高患者就医体验。针对老年人、慢病人群、失能半失能人员及困难群众，开通热线电话、微信公众号、数字健康服务车等入口，提供医保政策咨询、慢病复诊开方、在线医保结算、药品免费配送到家、移动巡检到家、护理服务上门等惠民服务，形成"送医＋送药＋送护"上门一站式服务模式。目前，平台已连接264家长期照护机构、多家专业护理机构，建成"互联网＋长护服务"专区。从2020年4月25日平台正式运营至2021年8月，已累计提供在线问诊服务超过577万人次，预约挂号服务超过255.3万人次，送药到家服务超过10.7万人次，累计服务山东参保人超过1000万人次，预计2021年底将突破3000万人次。

三是数字化赋能，持续提高医保监管能力。在定点医疗机构上线智能监管系统，实现事前提醒、事中控制和事后审核的全流程监管，通过数字技术手段，规范诊疗行为，从单纯监管向监督、管理、服务相结合转变，将监管重点从医疗费用控制转向医疗费用和医疗质量双控制。目前已建立全省互联网医院医保监管平台、山东省医保智能监控与大数据分析平台、济南市医保智能监控数据分析中心、济南市医保事前事中监控平台等医保中心端平台。截至2021年5月初，全省已有12家互联

网医院接入互联网医院医保监管平台；济南市 108 家医院已接
入事前事中监管平台。

（三）经验总结

一是数字平台与医保机构、医疗机构的深度融合。依托平
台，充分将互联网开放、共享、连接等特点与保险医疗保障功
能、医疗健康服务能力相结合，以实现医疗保险机构、医疗机
构，以及医生、患者多方共赢。平台通过控制医疗健康服务流
程和各项费用，使医疗健康服务流程标准化、系统化，以降低
医疗费用。医保机构与医疗机构的数字化对接，有助于医疗数
据信息共享，进而有助于对患者进行全生命周期健康管理，提
高患者健康管理水平。

二是政府主导、市场参与，提升医疗、医保等机构的服务
能力。在政府的主导下，山东病种健共体充分发挥第三方平台
优势和技术优势，以人工智能辅助系统、移动便携式智能终端
等数字化手段赋能，助力医保监管效率和医疗、医保等机构服
务能力的提升，通过智能化手段精准追溯医疗卫生服务的各个
流程，为政府决策管理提供精细化智能化的辅助工具。

三是打通医保在线支付，助力实现全流程数字健康服务闭
环。依托平台，打通在线医保支付，以常见病、慢性病复诊为

切入点，建立慢病管理中心和云药房，可实现挂号、开方、结算、取药一站式办结，解决慢病患者长期拿药的需求；依托平台，通过数字化赋能，用巡诊的方式代替村卫生室、服务站，通过流动巡诊车定期到社区进行巡诊，通过巡诊车完成上门检查、定期随访、送药上门，特别是在疫情期间慢病患者无法来医院取药的情况下，通过巡诊车送药上门，同时患者又能够享受一站式服务和医保报销。

第五章
数字健康在欠发达地区的创新应用：理论与实践

2020 年 10 月 29 日，中国共产党第十九届中央委员会第五次全体会议通过的《中共中央关于制定国民经济和社会发展第十四个五年规划和二〇三五年远景目标的建议》提出，要"实现巩固拓展脱贫攻坚成果同乡村振兴有效衔接"。如何巩固脱贫攻坚成果、提升脱贫质量，实现脱贫攻坚与乡村振兴战略衔接，成为我国边远地区、欠发达地区帮扶工作的重要任务。在所有致贫因素中，因病致贫是排在第一位的（汪三贵、刘明月，2019），健康扶贫通过降低农村居民的健康脆弱性、经济脆弱性、社会脆弱性，切断贫困恶性循环的链条，有助于化解因病致贫、返贫的现实困境（左停、徐小言，2017）。"基本医疗有保障"是"两不愁三保障"脱贫目标的重要内容，受到国家的高度重视。2015年，《中共中央 国务院关于打赢脱贫攻坚战的决定》明确提出，"实施健康扶贫工程，保障贫困人口享有基本医疗卫生服务，努力防止因病致贫、因病返贫"。2016年，原国家卫生计生委、原国务院扶贫办等15部委联合印发《关于实施健康扶贫工程的指导意见》，提出"实施全国三级医院与连片特困地区县和国家扶贫开发工作重点县县级医院一对一帮扶"。然而，因病致贫返贫问题依然是最难啃的硬骨头，健康帮扶是2020年以后缓解相对贫困、巩固脱贫攻坚成果、提升脱贫质量与推进乡村振兴战略的重要工作。

习近平总书记在2016年4月19日全国网络安全和信息化工作座谈会上指出，"可以发挥互联网优势，实施'互联网＋教育'、'互联网＋医疗'、'互联网＋文化'等，促进基本公共服务均等化；可以发挥互联网在助推脱贫攻坚中的作用，推进精准扶贫、精准脱贫"。近年来，我国一些地方探索推进以"互联网＋医疗健康"为代表的数字健康帮扶新模式，取得较好的减贫成效。数字健康帮扶的本质，是通过互联网、大数据、人工智能等技术，实现县、乡、村三级医疗卫生体系数据互通互联，打通边远地区、欠发达地区医疗最后一公里，提高这些地区人民的获得感，防止因病致贫、因病返贫，巩固脱贫攻坚成果。

第一节　问题的提出

2019 年 4 月，中央在重庆召开解决"两不愁三保障"突出问题座谈会，习近平总书记指出："到 2020 年稳定实现农村贫困人口不愁吃、不愁穿，义务教育、基本医疗、住房安全有保障，是贫困人口脱贫的基本要求和核心指标，直接关系攻坚战质量。""基本医疗有保障"是"两不愁三保障"脱贫目标的重要内容。根据原国务院扶贫办建档立卡统计，2017 年，我国因病致贫、因病返贫贫困户占建档立卡贫困户总数的 41.7%，2018 年是 40.7%，2019 年是 38.4%。因病致贫返贫是脱贫攻坚战最难啃的硬骨头，健康帮扶是 2020 年以后缓解相对贫困、巩固脱贫攻坚成果的重要一环。

医疗卫生资源分布不充分、不均衡是边远地区、欠发达地区患者就医需求难以满足的主要原因。中国医疗卫生优质资源主要集中在东部 11 个省份，这里集中了全国近 50% 的三级医院，综合实力强的大医院主要集中在北上广等大城市（胡洪曙，2016）。医疗卫生资源总体不足与优质医疗资源分布不平衡、不充分问题并存，老百姓看病存在到大城市大医院看病难、在偏远农村地区看病难的"两头难"问题（王春晓，2018）。为解决此问题，国家大力鼓励东部地区三甲医院对贫困地区对口支援。虽然对口医疗帮扶力度逐年加大，但帮扶效果不明显（翟绍果、严锦航，2018）。由于健康扶贫对口帮扶缺乏长效机制，对帮扶医院缺乏明确的帮扶考核机制，导致帮扶医生缺乏动力帮扶基层医院（翟绍果、严锦航，2018），往往是医疗专家一走，当地医疗水平又"回到原始状态"（刘也良等，2019），仅有硬件设施，留不住基层患者（健伟，2019）。

在推动可持续发展目标（SDGs），支撑所有国家的医疗卫生系统，促进健康和疾病预防、治疗方面发展，"互联网＋医疗健康"已成为世界广泛关注的重点。互联网医疗、远程医疗已被用来克服距离障碍，改善遥远农村地区的居民无法持续获得医疗服务的状况。同时，它也用于挽救危重病和紧急情况下的生命（Matusitz and Breen，2007）。例如，我国浙江省舟山市深入推进"群岛网络医院的建设"，深化远程医疗协作，设立5家市级远程医疗服务中心和3家区级远程医疗服务中心，下联52个远程医疗服务站点，全市的医疗单位临床实现信息共享，有效突破了城乡、区域等空间限制，以及偏远地区医疗服务资源限制等，使海岛居民不出岛就能在线享受三级医院专家的优质服务，2017年上半年开展远程服务12.1万人次（中国互联网协会、中国互联网络信息中心，2018）。

在上述背景下，我们重点关注的问题是："互联网＋医疗健康"如何解决低收入人口的"看病难、看病贵"问题？具体影响路径是什么？这种健康帮扶模式取得了怎样的成效？互联网等数字技术干预前后，健康帮扶中的主要参与主体，包括政府、患者（贫困人口）、医疗机构、医生、第三方服务企业等，他们在医疗服务中的责任、利益发生了怎样的变化？与传统的健康扶贫措施相比，这些参与主体的需求是否得到了更好的满足？为详尽回答上述问题，本书基于近年来一些地区的"互联网＋医疗健康"帮扶实践，从数字技术视角探讨健康帮扶模式创新问题。

第二节　理论基础

让不同年龄段的所有人过上健康的生活是联合国可持续发展目标的重要内容。长期以来，健康扶贫被视为促进脱贫、防止返贫的重要因素，同时在大规模消除绝对贫困方面发挥着非常重要的作用（森、德雷兹，2006；迪顿，2014；汪三贵、刘明月，2019）。已有文献对健康在脱贫、返贫中的关键作用做了大量的理论研究和实证研究，相关研究主要基于三个视角展开。一是阿马蒂亚·森（Amartya Sen）的可行能力理论，认为健康对可行能力的提升具有重要的工具性价值和内在价值，是减少收入贫困和其他维度贫困的重要因素；二是人力资本理论，认为健康作为人力资本的重要组成部分，对个体摆脱长期贫困起着关键性的作用，且对社会经济的发展产生显著的正外部性；三是数字技术视角下的健康扶贫，数字技术对助力医疗卫生公共服务均等化具有重要的正向影响。

一、研究视角

（一）可行能力理论视角下的健康帮扶

健康对个人可行能力的提升具有重要内在价值。阿马蒂亚·森（1976）的可行能力理论着重考察的是构成人的有价值的生活的"功能性活动"的缺失。这些功能性的活动包括吃、穿、住、行、读书、就医、社会参与等。健康对人的可行能力的提升具有重要的内在价值和工具价值。森、德雷兹（2006）认为，教育和健康至少在五个方面对个人的可行能力有显著价值。一是内在重要性，受教育和健康本身就是有价值的成就，有机会得到它们，对个人的实际自由有直接、重要的意义；二是工具性的个人作用，即个人的受教育和健康有助于他做很多事，不仅是个人有教养和健康，也有助于随着收入和经济手段的扩大而又增加其他可行能力；三是工具性的社会作用；四是工具性的程序作用；五是授权与分配作用，有助于获得更好的待遇以及在不同社会群体和家庭内部再分配的平等。

健康作为人的发展的重要可行能力之一，一直是全球多维贫困测量的重要标准之一。基于可行能力理论，1990年联合国开发计划署（UNDP）构造了人类发展指数（HDI），用于衡量一国在人类发展三个基本方面取得的成就：健康长寿的生活、知识的获取以及体面的生活。2007年，Alkire and Foster（2007）设计出AF方法，计算多维贫困指数（MPI）。全球多维贫困指数包括健康（营养和儿童死亡率）、教育（受教育年限和适龄儿童就读）和生活水平（做饭燃料、卫生设施、饮用水、电、地板材质和资产）3个维度、10个指标。《2010年人类发展报告》首次公布了基于AF方法测算的全球104个国家和地区的多维贫困指数，随后每年对该指数进行更新。

（二）人力资本理论视角下的健康帮扶

在新经济增长理论的研究中，人力资本成为其中最重要的变量。人力资本由知识、技能和健康组成，是在人的生命发育过程中积累而成的，人力资本使人们实现了人作为社会生产成员所具有的潜力（World Bank，2019）。事实上，人力资本与物质资本相对应而存在，物质资本是投资于物而形成的资本，如机器、厂房等；人力资本是投资于人而形成的资本，包括对教育、健康、技能等在内的投资所形成的资本。Schultz（1960）认为"索罗剩余"中的绝大部分来自劳动力的教育、健康和人力资本的增加，人力资本对一个国家经济发展起着非常重要的作用。在当今人力资本投资最低的国家中，未来劳动力的生产力仅为其享有全面健康并接受高质量教育时所能达到的生产力的三分之一到二分之一（World Bank，2019）。

健康作为人力资本的重要组成部分，人的健康水平越高，相应的生产效率也就越高。在尼日利亚，一项提供疟疾监测和治疗的方案在实施后的数周内就使工人的收入提高了10%（Dillon et al.，2014）。在肯尼亚开展的研究显示，在童年时期服用打虫药能够有效降低学生的缺勤率，同时使学生成年时期的收入提高20%，这完全归功于一种药丸，而这种药丸的生产成本仅为 25 分。一个孩子除虫将会降低其他儿童感染蠕虫的可能性，且反过来又让其他儿童获得更好的学习成果并提高日后的工资收入（Ahuja et al.，2015）。

可见，健康不仅与居民的收入和可持续生计息息相关，更是国家人力资本投资的重点。关注贫困人口的健康状况，不仅是夯实一国整体人力资本储备的需要，也是实现经济可持续增长的必然要求。

（三）数字技术视角下的健康帮扶

数据作为新型生产要素 [1]，与土地、劳动力和资本等传统生产要素的显著区别在于，传统生产要素具有"独占性""排他性"，而数字化的知识和信息具有"非独占性""非排他性"和"零边际成本"的特征。[2] 数据的强流动性意味着我们可以在全球更大的平台上，甚至在全球范围内快速配置数据资源。

大数据，或者说超大型数据集的收集和分析，为医疗保健部门提供了一个宝贵的历史机遇。大数据可以处理海量的患者

---

[1] 《中共中央 国务院关于构建更加完善的要素市场化配置体制机制的意见》，中华人民共和国中央人民政府，http://www.gov.cn/zhengce/2020-04/09/content_5500622.htm，2020 年 4 月 9 日。

[2] 南南合作金融中心、联合国南南合作办公室：《数字世界中的南南合作》，社会科学文献出版社 2019 年版。

数据，与能够将其与其他有类似特征和遗传背景的患者数据关联起来，这能够在很大程度上提高医生诊断的精准性。未来的医疗行业将与现有的医疗行业迥然不同，数字化将能够提高预防医学的预防能力，数字技术还将有助于回答如何提供受到治疗费用高企和公共财政薄弱威胁的医疗平等问题（梯若尔，2020）。

随着技术手段的不断成熟，人工智能和云计算的运用推动医疗互联网化进程的加快。用户互联网意识、付费意识都在不断增强，优势厂商通过用户端收费成为新的增长点。另外，国家政策鼓励"互联网＋医疗健康"发展。这些因素都将会促进"互联网＋医疗健康"迎来新的突破性增长。在数字经济时代，分析病人健康数据的不仅仅是医生，还有为维护病人的健康所设计的第三方应用程序。

二、政策措施相关研究

针对基层医疗卫生资源短缺问题，此前相关健康扶贫措施主要从基层医疗机构和医疗队伍的建设、人员培训、组团式医疗援助等方面展开。新中国成立以来，医疗卫生领域坚持公益属性，坚持以预防为主、防治结合，以较低的成本实现了较好的人民健康保障。1965 年 6 月 26 日，毛泽东同志在"六·二六"讲话上突出强调把医疗卫生的重点放到农村，此后涌现出一大批"赤脚医生"，到 20 世纪 70 年代末，中国已成为拥有全面医疗保健体系的国家之一（张德元，2005）。为了缓解"看病难、看病贵"问题，建设结构合理、覆盖城乡的医疗卫生服务体系，2009 年，新一轮医疗卫生体制改革启动，对医疗卫生基础设施建设进行了大量投资，提出形成"四位一体"、覆盖城乡居民的基本医疗卫生制度这一发展方向（赵黎，2018）。2018 年《健康扶贫三年攻坚行动实施方案》提出"实施贫困地区基层医疗卫生机构能力提升三年攻坚行动"。2019 年中央一号文件继续强调"加快标准化村卫生室建设，实施全科医生特岗计划"①。

针对新疆、西藏等地区贫困程度深、贫困面广、贫困人口多、医疗卫生服务能力整体水平较低、医疗卫生服务体系与公共卫生服务体系不健全、健康贫困突出等问题，东部发达地区通过"人才组团 + 资源组团 + 项目组团 + 服务组团"的"组团

---

① 《中共中央 国务院关于坚持农业农村优先发展做好"三农"工作的若干意见》，中华人民共和国中央人民政府，http://www.gov.cn/zhengce/2019-02/19/content_5366917.htm，2019 年 2 月 19 日。

式"医疗援助的模式，在贫困地区创"三甲"医院，加大医院软硬件建设、派驻医疗团队、提供医疗卫生服务等系列帮扶措施，以有效防止当地贫困人口因病致贫、因病返贫（刘承功等，2019）。"组团式"医疗援助以院包科、技术支援与管理支援并重，使得贫困地区医疗质量和安全提高了，医院得到了全面发展（刘也良等，2019）。然而，虽然部分贫困地区配有远程诊疗设备，但因技术条件限制、诊疗风险、医保报销等原因，远程设备使用效率极低，造成资源严重浪费（翟绍果、严锦航，2018）；另外，帮扶医院缺乏明确的帮扶考核机制，健康扶贫对口帮扶缺乏长效机制，当地医疗卫生服务水平难以得到切实提升。

由于医疗资源的分布不均，农村地区有着更多的慢病患者但却拥有更少的医疗资源（Artnak et al., 2011）。距离和孤立是阻碍农村卫生保健服务质量提高的主要因素，远程医疗可能是克服这些困难的最合理的方法（Macdowell et al., 2010）。"互联网＋医疗健康"打破了地域和医院的界限，依托平台使得优质医疗资源下沉，优质医疗团队无须"下基层"，即可依托互联网服务平台为贫困地区提供优质医疗服务，不仅提高了优质医疗资源的可及性，也是解决"建医院、派专家"等传统健康扶贫

"留不住"人才困境的重要举措。然而，目前关于"互联网＋医疗健康"的相关研究还处于探索阶段，主要集中在"互联网＋医疗健康"的经验分析（寸待丽等，2020）、优势分析（卢清君、贡欣扬，2018）、服务定价（张焜琨等，2020）、与医保的关系研究（崔文彬等，2020）等，虽然国家出台了相关政策，鼓励用"互联网＋"的方式提高医疗健康服务的可及性，相关"互联网＋医疗健康"帮扶实践有了一定的规模，但具体到数字健康在边远地区、欠发达地区具体应用方面的研究还比较稀缺。

因此，本书从可行能力理论、人力资本理论、数字技术视角切入，围绕人的发展问题、健康问题，利用第一手资料对数字健康帮扶案例进行深入研究，力图对推动可持续发展目标（SDGs）、实现人人享有健康的愿景、促进基本公共服务均等化等提供参考。

第三节　概念框架

本书从已有健康扶贫模式存在的问题入手，以政府、患者、医疗机构、医生等主体的需求为导向，从财政资金扶贫效应、政府贫困治理效率、基层群众健康获得感、基层医生服务水平、基层医疗机构服务能力、优质医疗资源帮扶能力 6 个维度构建数字健康帮扶概念框架（图 5-1），为后文的案例分析提供理论依据。假定健康帮扶项目在各个维度能够实现的帮扶成效"最优值"为 1。"最优值"是把健康帮扶项目在 6 个维度能够实现的最大成效观察值作为 1，是可以实现的理想值。具体帮扶项目在每个维度取得的真实成效为"实际值"，"最优值"与"实际

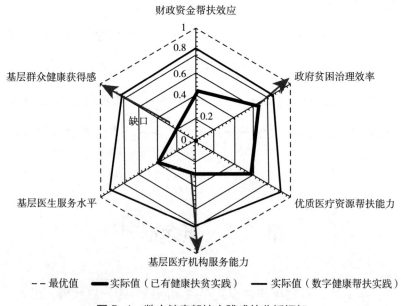

图 5-1　数字健康帮扶实践成效分析框架

值"之间形成了"差距"。健康帮扶政策的目标是使每一个健康
帮扶项目在每一个维度的"实际值"尽可能地接近"最优值"。
数字健康帮扶实践表明，与已有健康扶贫模式相比，数字健康
帮扶在各个维度取得的成效更能有效缩小与"最优值"之间的
"差距"。我们关注的重点是数字健康帮扶通过什么样的路径实
现了更优的帮扶成效？不同维度的具体成效是什么？又有哪些
可复制、推广的典型经验？

第四节　案例研究

一、项目背景

从《国家八七扶贫攻坚计划》到《中国农村扶贫开发纲
要（2001—2010 年）》，再到《中国农村扶贫开发纲要（2011—
2020 年）》，中国大规模的扶贫开发实践取得了巨大的减贫成
效。近年来，健康扶贫在脱贫攻坚中的作用受到国家的高度重
视。《中共中央 国务院关于打赢脱贫攻坚战的决定》中提出"要
实施健康扶贫工程，保障贫困人口享有基本医疗卫生服务，努

力防止因病致贫、因病返贫"①，国家卫生健康委等 15 个部委联合印发的《关于实施健康扶贫工程的指导意见》，明确提出了完善医疗保障、推进健康扶贫的要求。② 近年来，我国边远地区、欠发达地区医疗卫生体系布局、架构基本具备，但整体而言，这些地区基层卫生医疗服务还存在一系列亟须解决的问题：

一是村卫生室和乡镇卫生院诊疗能力较低，基层医疗卫生服务能力有待提升。农村卫生室检查设备缺乏，生化、血常规等检查项目需要采样带回乡镇卫生院进行检验。基层医护人员培训相对滞后。现有基层医护人员的培训仍以线下为主，培训效率不高，效果不明显。

二是基层医疗卫生服务成本高、效率低，进一步加剧了群众"看病难、看病贵"的问题。如甘肃省欠发达地区，尤其是甘肃藏区居民居住较分散，村与乡镇卫生院距离较远，利用救护车搬运体检设备到村存在人工成本和时间成本高、设备损耗

---

① 国务院扶贫开发领导小组办公室：《中共中央 国务院关于打赢脱贫攻坚战的决定》，http://www.cpad.gov.cn/ art/2015/11/29/art_1742_61.html，2015 年 11 月 29 日。

② 国家卫生健康委员会财务司：《关于实施健康扶贫工程的指导意见》，http://www.nhfpc.gov.cn/caiwusi/s7785/201606/ d16de85e75644074843142 dbc207f65d.shtml，2016 年 6 月 21 日。

较高等问题。每个体检项目检验结果需人工填写后集中汇总、汇总后再手动录入至公共卫生平台，存在高成本、低效率问题。

三是县、乡、村三级医疗卫生体系数据尚未联通，不利于政府精细化管理健康帮扶工作。家庭医生签约、随访、低收入人口健康档案等数据尚未形成统一的动态数据库，相关政府管理部门未能对数据进行一览式查看，不利于管理层进行统筹管理。

针对上述难题，甘肃、西藏、新疆、青海、陕西、河北等地在东部地区的支持下，依托互联网医疗健康服务平台，积极探索数字健康帮扶新模式。运用互联网、人工智能、大数据，结合智能终端设备，打通欠发达地区县—乡—村三级的基本医疗保障网络，打通医疗服务最后一公里，助力受援欠发达地区"基本医疗有保障"。

在数字健康帮扶的创新推动上，天津市、厦门市走在了前列。天津数字健康帮扶项目已经覆盖天津对口帮扶甘肃的 34 个县，并延伸到新疆、西藏、河北等地。其中，在甘肃的 11 个县已经开始建设运营，截至 2020 年 9 月底，开展了 362 次远程会诊，家庭医生签约 46867 人次，其中贫困户 14769 人次，贫困户占比 31.5%；数字流动医院完成扶贫体检 24491 人次，贫困户最高占比达 44.76%;厦门市在甘肃临夏州的东乡、积石山、永靖、临夏县、广河、和政、康乐 7 个县实施了"数字健康扶贫项目",于 2020 年 8 月陆续完工,并于 9 月全面开始运营。截至 2020 年 10 月中旬,已完成公共卫生和健康扶贫体检 1.26 万人次,其中贫困户约 2900 人,完成家庭医生签约建档和随访体检 9.05 万人,其中贫困户约 1.17 万人,远程咨询和会诊 806 人次,其中贫困户 260 人次,并通过健康宣教等方式,给扶贫车间工人提供健康体检和医疗咨询服务 11 次,受益群众超 1100 人。[①]

为深入了解临夏州数字健康扶贫项目的典型做法和实施成效,2021 年,北京师范大学互联网发展研究院对临夏州数字健康扶贫项目组织开展问卷调研,主要以临夏州所属各县为调查样本区域,通过随机抽样的方式分别对农户和基层医生各发放了 450 份调查问卷,形成农户有效问卷 383 份,基层医生有效问卷 396 份,样本来源及分布见表 5-1。

---

① 作者根据对天津市、厦门市扶贫部门数字健康帮扶项目负责人的深入访谈材料整理。

表5-1　问卷调查样本来源及分布

县	农户问卷		基层医生问卷	
	频数	占比（％）	频数	占比（％）
积石山县	70	18.28	73	18.43
东乡县	84	21.93	125	31.57
临夏县	69	18.02	88	22.22
广河县	46	12.01	41	10.35
康乐县	43	11.23	35	8.84
和政县	31	8.09	14	3.54
永靖县	40	10.44	20	5.05
合计	383	100	396	100

二、主要做法

一是在县级层面，建设县域智慧医疗中心并搭建相应的软硬件平台，包含健康大数据中心、远程会诊中心、家庭医生签约服务中心、远程心电中心、远程影像中心等。依托县人民医院搭建县域智慧医疗中心，配备智能终端一体机，开通云系统，形成县域智能分级诊疗平台，对全民健康信息平台所需的公共卫生、健康管理、医疗保障等业务数据进行承载，实现公共卫生、医疗服务、医疗保障等业务应用。在县域内"县—乡—村"

远程问诊方面，由县医院牵头，通过第三方数字医疗健康平台，向外连接全国3200多家医院的32万名医生，向下连接乡镇卫生院，打通医联体之间的数据连接，实现上下级医院的医生流动和交流，实现优质医疗资源下沉到乡镇卫生院和村医务室。在全国（厦门）的医生远程问诊方面，通过互联网协作平台，协调互联网医院平台上的7000多名专家、20多万名医生，分不同学科为基层医疗医生做连续培训并提供支持，包括会诊、多学科联合会诊、双向转诊等，助力全国优质医疗资源服务临夏州基层群众，让群众在村里就能享受到便捷的体检和诊疗服务。

二是在乡镇层面，根据乡镇面积和人口比例配置数字流动医院（按照1—2个乡镇卫生院配置1套数字流动医院）系统和设备。数字流动医院以云巡诊车（平台）为载体，车上配备全自动生化分析仪、彩色超声机、心电图机、远程一体机等设备，可为老人、儿童、孕产妇、慢病患者等重点人群提供7大类53小项检验检查。数字流动医院巡回式支持各村的疾病筛查、流行病防控、常见病诊疗、家医签约、会诊转诊、健康宣教等工作，并实时通过车载云系统将医疗健康数据上传至平台，与不同医疗机构实现医疗健康数据互通。数字流动医院定期走村入户，深入学校、工厂为群众提供体检服务。另外，对因病致贫返贫的贫困人口进行定期随访、精准帮扶，有助于防止发生大规模因病致贫返贫情况，维护好人民群众的健康。

三是在村级层面，通过数字化赋能村医，提高基层医疗服务能力。依托第三方平台研发的"21世纪赤脚医生"智能医疗辅助诊断系统，帮助村医对50种常见病进行诊断，实现50种常见病在村诊疗；为村医配备智能化便携式设备——"云巡诊箱"与远程一体机。云巡诊箱集软硬件一体，除满足基本的检测功能外，还可读取身份证和进行人脸识别，便于医生入户服务。"云巡诊箱"具有体温、血压、血氧、12导心电、脉搏、血糖、尿液检测和结果分析及数据上传功能，通过设备内置的应用系统，支持居民健康档案管理、家庭医生签约、随访、远程视频问诊、远程辅助诊疗、视频教育等服务；远程一体机具备远程会诊、远程培训等功能。同时，为每个村卫生室开通云系统，帮助村医提高签约服务效率。

四是在云系统建设与运维服务方面，依托数字健康平台企业，建立政府监管云、医疗服务云、家庭健康云等云系统并实现互联互通。其中，通过政府监管云建立政府管理后台，深度连接区域内的智能硬件，将区域内的家庭医生签约、居民健康体检、居民医疗服务等数据实时回传，为政府决策管理提供精细化智能化的辅助工具。通过医疗服务云搭建家庭医生签约和公共卫生服务平台，包括利用流动医院深入基层，落实家庭医生签约和公共卫生服务，实现数据采集、分级诊疗，根据患者病情需要逐级转到相应医院进行救治。通过家庭健康云为用户提供居民移动端，提供在线签约、医患沟通、预约挂号、健康管理等服务。通过健康扶贫系统，借助相关软硬件，同步进行身份识别和标签化管理，做实精准扶贫。另外，通过本地运维服务，保障项目可持续发展。配备运维人员，负责项目硬件调试、软件升级、持续培训等，及时收集政府和相关部门以及医护人员、村民等使用者和参与者的意见和建议，不断更新完善项目服务内容和方式。

三、实践成效

临夏州数字健康扶贫项目在充分发挥县乡村三级医疗网络会诊作用的同时，把数字流动医院开到居民家门口开展体检活动，促进早预防、早诊断、早治疗，有效维护当地群众健康。

从政府贫困治理视角来看，提高了健康贫困治理成效。一是大数据、人工智能等数字技术的应用，以及数字流动医院的运营，为相关部门决策提供了数据支撑，有助于对当地居民实施更加精准的全生命周期健康管理；二是通过数字化赋能，有助于实现基层医疗机构流程再造。57.94%的基层医生认为，数字化管理提高了基层医疗机构的管理效率。三是依托平台通过智能导诊、远程会诊、远程问诊、健康宣教等方式引导鼓励常见病、多发病患者进行基层首诊，助力实现分级诊疗。若基层医疗机构可以通过互联网平台连接大医院、大专家，88.19%的农户表示愿意在基层医疗机构就诊。四是优质医疗资源下沉，有助于提高患者的获得感与满意度。97.88%的农户认为，数字流动医院与体检服务对促进身体健康非常有帮助，获得感和满意度明显提升。五是为财政政策运行模式创新提供了新思路，对数字时代背景下财政健康扶贫资金的重点投入方向、财政政策的设计和运行提供了重要参考。

从医疗服务供给层面来看，有助于提高基层医疗卫生机构的服务能力。问卷调研数据表明，仅有8.33%的乡村医生拥有执业医师资格证，乡村医生最高学历是中专或职高的占比82.8%，本科占比15.92%，中学及以下的占比1.28%。数字健康扶贫项目通过人工智能、大数据等数字技术及人工智能辅助系统帮助村医对常见病进行诊断，提高其诊断能力和效率。90.46%的基层医生认为，互联网医疗智能设备及服务提高了医护人员的整体服务效率。另外，数字流动医院、云巡诊箱等智能设备有助于医生对患者进行动态化、精准化健康管理，"互联网＋家庭医生签约"，提高了村医的工作效率，避免村医在查表、填表上浪费大量时间；通过互联网平台与上级医院的医生一同对患者进行复诊会诊，有助于提升基层医生的诊疗能力。70.32%的基层医生表示，曾通过互联网医院平台向上级医院的医生发起远程会诊；依托平台开展远程培训和学习，帮助基层医生提高了综合医疗服务能力。96.84%的基层医生认为，数字化、智能化设备能够帮助医生更便捷、高效地进行医疗健康服务。

从患者视角来看，有助于提高患者获得感。在过去医疗卫生资源供给缺乏、交通和信息闭塞的情况下，农村地区群众在就医问诊方面普遍存在"小病靠拖，大病靠扛"的现象，对求医问诊望而却步。根据深入访谈发现，在没有开展数字健康扶贫项目时，患者主要到村卫生室、乡镇卫生院、县医院看病就医，遇到重大疾病则到州里、省城甚至大城市的大医院。这种情况下，距离与交通问题进一步导致了农村地区群众"看病难""看病贵"。调研发现，从农户家到村卫生室的平均距离为3公里，到乡镇卫生院的平均距离为5公里，到最近的县级医院的平均距离为20公里。患者到实体医疗机构就诊往返时间至少需要30分钟，有的需要一天。尤其是一些患有疑难杂症的患者，到大城市三甲医院看病，需要提前几天到医院排队预约，往返交通和住宿也是一笔很大的支出。数字健康扶贫项目依托平台，通过远程会诊、远程问诊、数字流动医院体检等方式缓解了"看病难""看病贵"的程度。问卷调研数据显示，91.81%的农户认为，数字健康扶贫项目减少了去医疗服务机构就诊的次数；93.65%的农户认为，数字健康扶贫项目节约了线下就医交通费用、住宿餐饮费用和其他机会成本等，减轻了经济负担；85.26%的农户认为，通过数字健康扶贫方式在家门口看病效果很好；95.9%的农户认为，流动医院体检比传统体检方便多了，可以做到随时随地体检。

从东部帮扶医疗机构来看，有助于提高优质医疗资源的帮扶能力。数字健康扶贫项目依托平台，通过服务管理，实现基层医疗机构、上层医疗机构等社会优质资源的统筹协调，优势互补。一方面，东西部扶贫协作对口帮扶支医队利用数字流动医院，对东西部扶贫协作扶贫车间员工进行爱心体检和义诊活动，为扶贫车间员工提供"上门"体检服务；另一方面，平台通过技术和业务模式双重驱动，实现资源的优化配置，提高资源利用效率，使得"大医院"的"大专家"不用"下基层"即可通过平台对贫困地区基层医生进行远程培训，与基层医生一起开展远程会诊，提高基层医生能力，有效解决了"建医院、派专家"等已有健康扶贫项目"留不住"医疗专家的问题。问卷调研数据表明，与"建医院、派专家"等传统健康扶贫模式相比，数字健康扶贫项目优势凸显。47.52%的基层医生认为，数字健康扶贫项目可以更广泛地覆盖贫困人口；45.54%的基层医生认为，通过数字健康扶贫项目，"大专家"通过线上方式即可完成远程会诊、远程问诊等服务；51.82%基层医生认为，数字健康扶贫项目更加有助于提升当地的医疗服务水平；58.42%的基层医生认为，数字健康扶贫项目有助于增加基层医疗机构的患者数量。

【专题1】数字流动医院将"健康爱心"送到百姓家门口

2020年8月19日，8名厦门市援助临夏医疗队医疗专家利用数字流动医院对临夏州和政县买家集镇团结村百姓及城关镇孵化园扶贫车间130多名员工进行了爱心体检和义诊活动。

城关镇孵化园扶贫车间工人车文娟说："今天的这个义诊活动特别好，给我们老百姓带来了很大的好处，大夫们看得特别仔细、负责，很让人感动，希望以后厦门的专家们多来我们这里，给我们看病！"

援助临夏医疗队副队长谢彬解释说："我们今天分别开设了

内科、妇产科、神经内科、呼吸科、放射科、骨外科等九个科室，全方位为和政的父老乡亲们送去最贴心的医疗服务，使他们真正实现家门口就能就医的心愿。平时，我们还经常深入扶贫车间，为工人们开展定期体检、职业病的预防讲座等，还教他们做一些保健操，把东西部协作的这种关爱送到了扶贫车间。"

（资料来源：基于实地调研，根据深入访谈材料整理）

四、经验总结

数字健康帮扶项目依托互联网医疗服务平台，实行"政府＋企业＋医院＋低收入家庭和人群"多方参与、合作共赢的健康帮扶模式，以赋能基层医生，实现基层医疗机构服务流程再造，方便人民群众就医，提高医疗卫生服务的普惠、共享、均等为主要目标，在坚持项目公益性的前提下，引入市场化运营机制，借助数字化手段，通过本地化运维服务，推动项目良性发展。

数字健康帮扶典型经验可总结为"六化"（见图5-2）。一是参与主体多元化。依托互联网医疗服务平台，实行"政府＋企业＋医院＋低收入家庭和人群"多方参与、合作共赢的健康帮扶模式。二是扶贫流程透明化。通过政府监管云，加强了政府卫生监管的手段，增加了低收入人口信息统计来源，提升了低收入人口信息统计的速度和准确度，使得帮扶流程更加透明化。三是运维服务本地化。通过本地运维服务，解决"建医院、派专家"等传统健康扶贫留不住人才、远程医疗设备闲置的困境，保障项目可持续发展。四是覆盖范围全域化。依托平台零边际成本、规模效应的优势，优化配置医疗资源，使优质医疗资源下沉到基层，全域化覆盖县乡村区域低收入人口。五是帮扶效果显性化。依托数字流动医院，将优质的医疗服务和体检服务送到百姓家门口，帮扶成效凸显。六是健康管理数字化。依托平台，基层医生通过数字化、智能化设备，对百姓健康信息进行连续记录，为百姓建立个人数字健康档案，对百姓健康状况进行动态监测，提高健康管理水平。

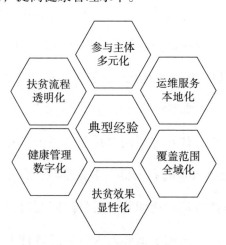

图 5-2　数字健康帮扶典型经验

【专题2】湖里区搭建数字健康诊疗平台助力东乡脱贫攻坚

甘肃省临夏州东乡县是全国唯一以东乡族为主体的少数民族自治县，当年是甘肃省58个集中连片特困片区县和23个深度贫困县之一。全县31.47万群众分散居住在1750条梁峁和3083条沟壑中，境内群山起伏、沟壑纵横，基层医疗条件有限，群众看病难、看病贵问题非常突出。2019年以来，厦门市湖里区充分发挥资源优势，不断深化帮扶合作领域，在东乡县创新试点微医互联网医疗健康扶贫项目，搭建优势医疗资源互联互通共享平台，着力解决基层医疗机构诊疗水平不高、医疗资源短缺的难题，最大限度降低了贫困户因病致贫返贫的风险，为打赢打好脱贫攻坚战奠定了基础。

健全县—乡—村三级医疗网络，着力提升六大功能。一是在县域内县—乡—村远程问诊方面，由县医院牵头，通过微医互联网平台向外连接复旦大学附属华山医院、西京医院等全国近千家大中型医院的医生；向内连接8个乡镇卫生院，打通医联体之间的数据连接，实现上下级医生的流动和交流，县域医疗资源下沉到乡镇卫生院和村医务室，服务乡镇和农村的居民与贫困户。二是在全国（厦门）的医生远程问诊方面，通过互联网协作平台，将互联网医院在线执业医生分为不同学科，为基层医疗机构做连续培训和支持。技术支持包括会诊、多学科联合会诊、双向转诊、健康咨询，汇聚全国优质医疗资源服务东乡县，让贫困户在村里就能享受到便捷高效的体检和诊疗服务，遇到大病基本都能在县里得到解决。三是在医学人工智能辅助诊疗方面，通过微医将三大人工智能系统（全科、影像和中医）融合进互联网医院各级诊断流程节点，向全体基层医生开放赋能，使得基层医生在自己的诊间即可享受来自全国甚至全球的最新医疗智慧，在提高自身专业能力的同时，更可为百姓带来真正的健康服务，提升基层医生诊断速度和准确率，更快更早发现小病、常见病，避免拖成大病，防止因病致贫返贫。四是在医护人员远程培训和学习方面，通过向基层医生提供在线视频培训，提升其自身医疗服务水平，实现小病不出村、大病不出县医疗目标。五是在健康大数据方面，微医通过硬件＋软件的形式，全套提供 PC 工作站、手机端（APP＋微信公众号＋小程序）和一体机三种签约渠道，为政府和业务主管部门决策提供智能辅助和数据支撑，更好统筹全县人口健康管理和提升健康扶贫效率。六是推进了东西部扶贫协作健康扶贫工作，助力厦门的医疗帮扶实现"线上＋线下""少数变多数""短期变长期"的拓展。湖里区乃至全厦门的医生，一部分能到东乡实地开展服务，更多的则能通过互联网，在厦门提供远程会诊，服务东乡的贫困户，这一措施是可持续长期进行的医疗帮扶工作。

防治兼顾成效凸显。东乡县微医互联网医疗在充分发挥县—乡—村三级医疗网络会诊治病的同时，还充分发挥流动巡诊车的作用，把流动巡诊车开到扶贫车间、居民小区、自然村开展免费体检，使居民群众小病早发现、早诊治。据统计，截至 2020 年 10 月，东乡县微医互联网医疗已为 1437 人开展健康扶贫体检。共有 9430 人完成家庭医生签约，其中贫困户 2768 人。开展 219 例远程会诊，健康咨询服务 2000 余人次，为群众节省线下诊疗费和交通餐饮住宿费，预计在百万元以上。"互联网 +"医疗服务平台运行得到了当地群众的普遍好评，河滩镇东干村村民马大妈说："原来量个血压，要跑到河滩镇卫生院，太不方便了，现在巡诊车开到村里，家门口就可以量血压、做体检，手机上可以直接找医生看病问诊，真是太方便了。"

相关经验启示。一是充分利用东部、西部地区的医疗资源。湖里区在派驻大量医生专家支援东乡医疗水平提升的同时，为东乡搭建起县—乡—村三级医疗保障网络，充分调动了本地县—乡—村三级医疗机构医疗资源，实现小病慢病不用出村，大病不用出县，为最广大的贫困群众提供在村头巷尾可以获得的医疗服务。二是提升百姓的健康意识。贫困地区百姓健康意识薄弱，对小病慢病不重视。医疗架构的网点在为贫困群众解决看病难的同时，会整体提升老百姓的健康意识，形成关注健康、小病慢病要及时介入的观念，从而扶贫扶智，提升当地卫生健康状况。三是为当地疫情防控提供了重要手段。2020年新冠肺炎疫情暴发之后，互联网医疗的成效明显。喜爱人群聚集的少数民族贫困地区疫情防控是重中之重，加之地区偏远、交通不变，在疫情防控及排查上存在诸多难点。利用平台优势，可以直接连接县乡村各级医疗机构，并为各个终端提供检查检验和基本诊断能力，做到早发现、早隔离、早治疗，最大限度降低疫情扩散风险。

（资料来源：基于实地调研，根据深入访谈材料整理）

第六章

数字健康发展面临的
问题挑战与思考建议

数字健康方兴未艾，正面临着难得的历史发展机遇。在优化医疗健康资源配置、深化卫生健康体制机制改革、重塑医疗服务流程和管理模式、提高人民群众的获得感、扩大互联网医疗新消费、培育医疗健康新业态等方面，数字健康有着巨大潜力。然而，在发展中也不乏诸多问题和挑战。如何直面问题，坚持以人民健康为中心，包容创新、审慎监管，提出解决之道，是摆在我们面前的重要课题。

第一节　问题与挑战

一、政策支持还需继续发力

作为新生事物，数字健康目前仍处于探索发展阶段。一方面，数字健康关乎人民群众生命健康，关乎数据安全、社会安全，不得不慎，监管必须跟上；另一方面，如何在加强监管、保障安全的同时，为数字健康创新发展留出足够的空间，这中间的平衡，极为考验数字健康技术、产业界和监管部门的智慧。从实践上看，目前存在一些亟待解决的具体问题。比如，互联网医院信息系统重复建设问题突出。一些地区缺乏统一的互联网医院建设规划，出现实体医院"家家点火，户户冒烟"，互联网医院呈散、乱发展的现象，进一步加重了"信息孤岛"；互联网医院准入标准高、互联网诊疗限制多，基层医疗机构基础条件很难满足"三级等保"（国家信息安全等级保护三级认证）等互联网医院准入标准；互联网诊疗范围受限，范围内的病种不明确；对医院、医生在互联网诊疗方面的政策激励和考核机制有待进一步完善；互联网医保政策有待进一步细化和落地，医疗、医药、医保之间缺乏优质高效协同的联动体系。在推进医疗服务新业态和医保融合发展方面，国家尚未出台统一政策来指导互联网医院的医保准入工作，多以地方探索为主。大部分省市没有制定互联网医院医保定点准入政策，对于互联网医院的医保准入门槛把握不一致。另外，医保支付范围受限问题，以及互联网诊疗复诊标准未明确等问题，也不利于各地互联网诊疗医保支付的开展，使得互联网在区域医疗卫生信息资源整合、促进地域医疗卫生均等化方面的作用尚未充分发挥，在具体实施中只能采取"一统筹区域一策"，甚至"一区域网格一策"。

二、互联网诊疗安全风险

与传统医疗服务一样，医疗质量和患者安全是"互联网＋医疗"服务需要考虑的首要问题。传统医疗服务是由医务人员在医疗机构内当面了解患者病史、亲自对患者进行检查，然后对病情做出诊断并实施治疗；而互联网诊疗服务是医务人员通过图文、语音、视频等方式做出诊断和治疗建议，这是对千百年来"望、闻、问、切"诊疗模式的一次转型和重塑，再加上技术还在发展演进中，无形中可能会增加误诊的风险。另外，提供互联网医疗服务的执业人员是否具有资质、诊疗行为是否规范、处方是否合理、药品配送过程中质量与安全的把控等，都会对医疗服务质量和患者人身安全带来较大影响，如果监管制度不健全不规范、监管机制不科学不完善、监管措施不得当不到位，在互联网诊疗活动中会很容易发生医疗损害责任风险和其他安全风险。

三、医疗健康数据"烟囱林立"

全国医疗高地很多，医疗数据资源丰富，但普遍存在数据高度分散、信息冗杂、标准不一、个人健康数据不连续等问题。医院内部多个"信息孤岛"并存。在对某直辖市的相关调研中我们发现，有时候仅一个社区医院内就存在9个"信息孤岛"。医疗机构信息化建设已经有了一定的基础，但数据仅仅留存在内部，未实现对接。各医院之间、上级医院与社区卫生部门以及基层医疗机构之间，"数据孤岛"林立。现行的数据获取方式多以行政的手段要求上报数据，数据上传存在数据数量不够、质量不高、上传滞后等诸多问题。另外，患者数据的高度隐私性和监管合规性要求导致数据流动和使用受限。医疗数据合理、合规、合法、安全地开放和使用缺乏明确的、可操作的政策法规。

四、网络安全和数据安全存在隐患

网络安全与信息化相伴相生，信息化越发达，网络安全问题越突出。随着医疗健康行业数字化程度的提升，医疗健康信息系统遭受恶意攻击的频率也呈现出上升趋势，给行业带来巨大网络安全隐患。在抗击新冠肺炎疫情的关键时期，就出现了来自外国的黑客组织，利用肺炎疫情题材作为诱饵文档，对我国医疗机构、政府部门发动 APT（Advanced Persistent Threat，高持续性威胁）攻击。与此同时，大多数医疗健康机构缺少必要的网络安全防范意识、网络安全防护设备、系统防护及数据保护措施。从医疗健康数据安全看，一是存在数据管控风险。数据管控尚未建立统一管理机制，相关制度建设相对滞后，如在数据泄露检测、内部用户滥用、异常访问、事件追查等各个方面，均需要对数据安全进行控制与审查，若管控不到位，将会产生较大的数据管控风险。二是存在数据泄露风险。由于内部人员权限管控制度不完善、黑客窃取等，容易造成数据泄露。近年来，医疗健康已成为国内外信息数据泄露问题高发的重点领域之一。三是存在存储和应用安全方面的问题。在医疗机构的各项应用系统中，在数据的采集、输入、存储、内部访问或 API 调用、前端展示等多个环节均存在数据安全问题。此外，医疗健康数据跨境流动安全风险问题突出。

五、核心技术创新不足、融合不够

创新是互联网发展的基因。5G、人工智能、物联网、区块链等数字技术的快速发展与应用，对技术转移和创新能力的要求更高，而目前这些技术变革和创新能力主要集中在少数国家。核心技术受制于人是最大的风险和隐患。目前国内数字健康企业的创新大多是商业模式和应用的创新，基础研究的突破与核心技术的创新较少。在医疗健康数字化进程中，广泛存在着数据碎片化、标准多样化、数据库建设水平低、数据画像不够立体、共享机制不平衡等较为突出的问题，大数据、人工智能、区块链等技术在药物研发、检验检测、病患监护等医学领域的核心应用缺乏有效的创新与融合。传统医疗健康与数字技术之间仍存在隔膜，一些传统医疗健康行业从业人员特别是管理者对数字技术认知不足，对投入数字基础设施不理解不支持，从而造成临床医学领域与数字健康领域之间的协同、创新和融合度较低，进而影响了数字技术在医疗健康领域落地应用的成功率，不利于数字健康产业价值的提升。

六、医疗健康领域数字鸿沟问题亟待解决

数字能力是人的发展的基本能力。以5G、云计算、大数

据、人工智能、区块链等为代表的新一代数字技术成为影响人的能力发展的"双刃剑"。一方面，数字技术正在潜移默化地影响人的发展的各个维度。以健康维度为例，远程医疗和人工智能支持下的医疗卫生服务，已经打破了医院的空间边界和围墙，医疗卫生服务更加便利化、智能化和普惠化，优质医疗资源依托互联网平台逐渐下沉到贫困地区；另一方面，数字技术对人的包容性发展提出了新的挑战。医疗信息领域的城乡差异问题、老年人群体的数字技术适应性问题等正在形成新的代际鸿沟、数字鸿沟，造成了新的数字不平等。如新冠肺炎疫情期间，"健康码"的推行，很大程度上助力了疫情的筛查和防控，但也为不少老年人群的出行带来不便，在乘坐公共交通工具、进医院看病、进公园散步、外出旅游时，一些老年人遇到了"扫码"使用的困难。如何持续提升人民群众的数字能力，切实维护"数字平权"，是摆在我们面前的一个重大问题。

七、数字健康国际合作尚待加强

新冠肺炎疫情给人民生命安全和健康带来了重大威胁，也给全球公共卫生安全网络和危机处理机制带来了重大挑战。在全球化、数字化深入发展和人员流动频繁的今天，没有一个国家可以在传统安全和非传统安全挑战中独善其身。如何加强全球不同国家、地区之间围绕数字健康领域的技术合作、产业合作、安全合作、数据合作、标准合作等，具有重大意义。虽然横向来看，经济发展水平越高的国家，其互联网用户比也相对越高，但纵向来看，低收入国家、中低收入国家、中高收入国家和高收入国家的互联网用户比都在逐渐上升（图6-1）。数字技术飞速发展，在疫情监测、预警、治疗等领域的应用潜力巨大。中低收入国家数字技术处于不活跃状态，难以获得共享经

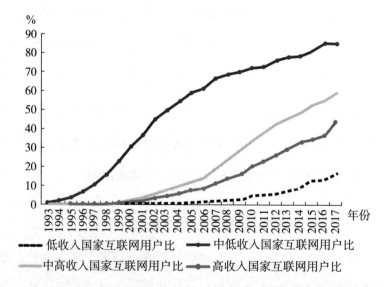

图 6-1　1993—2017 年全球不同经济发展水平国家的互联网用户比

资料来源：作者根据世界银行统计数据库数据计算，见 https://data.worldbank.org.cn/indicator/IT.NET.USER.ZS。

济、共享实验室、大数据、云技术、数据源、云决策等资源和先进技术。[①] 国际合作为中低收入国家卫生健康领域的跨越式发展带来了新的机遇，但由于不同国家之间政策、法律、习俗等有着极大不同，需要有标准与规则上的统一才能确保不同国家在数字健康领域的合作。

第二节　思考与建议

一、鼓励包容创新、突出审慎监管

开放创新是数字健康事业和产业发展的源头活水。数字健康的发展历程本身就是对原有监管政策、法规、标准体系不断突破的过程，数字健康的加速迭代、跨越发展，必然还会对现有政策、法规、标准体系造成新的冲击。这对政府监管提出了新的更高的要求。对于数字健康这一代表着新的生产力、新的发展方向的新生事物，要坚持审慎包容的监管思路。对于看准了的就要坚定不移地予以支持；对于尚处于发展之中，一时还很难准确把握的，要密切跟踪调研，冷静思考分析，作出理性

---

① 南南合作金融中心、联合国南南合作办公室：《数字世界中的南南合作》，社会科学文献出版社 2019 年版。

判断，不能让创新的技术、应用和业态被扼杀在摇篮之中；对于明显有问题的，要依法坚决果断进行监管、处置。这其中，最核心的就是要始终坚持"以人民为中心"，把人民群众的健康福祉摆在首要位置，作为判断是与非、正确与错误的标尺。对于"无中生有""有中启转""转中做大"的数字健康新业态，应鼓励试点示范，允许试错，包容失败，探索"沙盒"监管模式，为新业态发展留足空间。

二、完善数字健康领域的政策法规体系

一是加强国家层面顶层设计。数字健康领域的改革与创新牵一发动全身，政策的统筹和协同至关重要。国家发改委、卫健委、医保局、网信办、市场监管局等部门应明确职责和边界，协同推进数字健康发展规划、改革创新、监督管理等工作。加快推动医疗卫生领域现有政策法规在数字健康领域延伸适用，加强数字健康领域政策的延续性，针对人工智能、5G、区块链等新兴数字技术在医疗健康领域的应用，制定新的法规、政策；完善现有医疗机构考核激励机制，将数字健康相关业务纳入考核体系，引导医疗机构加大对数字健康的投入力度；突破互联网诊疗服务限制，进一步拓宽复诊范围，试点范围内探索放开

常见病、慢性病及皮肤病、心理和精神疾病等各类疾病的首诊限制；出台全国性的医保脱卡结算、支付标准和规范，支持医保结算在互联网诊疗领域的应用并通过绑定患者身份证和医保卡信息，通过身份识别技术核验患者身份，确保医保卡和患者信息的一致性；加大政策法规宣传力度，培养公众互联网诊疗就医习惯。

二是鼓励地方加快政策创新。鼓励各地积极开展数字健康政策创新和实践探索。充分考虑各级医疗机构的现实条件，明确不同等级医疗机构建设互联网医院的建设标准，引导提供差异化的互联网医院线上诊疗服务；调整对医疗机构信息化建设投入的考核方式，出台相关政策，鼓励建立区域互联网医疗服务平台，减少医院信息化建设重复投入；推动远程会诊业务发展，推进分级诊疗体系建设，引导患者基层首诊，尚未将远程收费纳入医保范围的地区，应尽快出台相关政策，明确远程会诊收费，将远程会诊收费纳入医保报销范围；进一步完善互联网医疗、互联网医药、互联网医保等政策，建立医疗、医药、医保之间优质高效协同的联动体系；出台相关政策给予互联网医院线上诊疗一定的医保比例和额度，鼓励各医疗机构参与互联网诊疗、处方流转。

三是逐步完善行业标准和安全规范。规范互联网诊疗患者及医务人员行为，明确线上医疗人员的职责与规范，确保诊疗行为全程留痕，可随时对诊疗行为进行追溯；规范电子处方标准接口和审方标准，通过区块链、人工智能等数字技术赋能，构建智能审方、药品配送、用药指导、健康管理等标准化药事服务闭环；对云药房药品的集中采购、存储、配送等相关环节进行标准规范，健全药品供应体系，全面溯源监管；出台医疗类数据按数据类型、标准、重要性等分级分类管理规范，为医疗数据应用提供政策支撑；进一步明确医疗健康数据应用边界，突破现有数据监管模式，确定医疗数据应用指南，试点性地开展脱敏后医疗数据应用。

三、建立医疗健康网络安全和数据安全防护体系

没有意识到风险是最大的风险。医疗卫生机构、监管部门和互联网医疗平台应牢固树立网络安全和数据安全意识，主动承担起网络安全责任，建立网络安全工作制度。各级政府监管部门承担起监管责任，加强数字健康服务全流程监管，将数字健康服务纳入当地医疗质量控制体系，并将数字健康相关服务成效纳入卫生管理部门对实体医疗机构的绩效考核和医疗机构

等级评审中，开展线上线下一体化监管。对医疗健康数据进行存储分类管理，对不同类别的数据进行不同的授权管理和分配，不同的存储点，有不同的责任人。明晰数据权属，数据所有权和使用权分离，数据使用要按需调用、安全授权。加强技术防控，提高数字健康领域防范与抵御风险的能力。针对数字健康发展中的网络攻击风险、数据管控风险、外部供给风险、数据交换风险、数据泄露风险等，综合运用法律法规、政策、技术、市场等多种手段，夯实医疗健康数据安全防护体系，加强跨境数据安全审查、评估和监管，保障数据存储、数据访问、数据传输和跨境流动的安全，努力实现数据的可用可控。

四、打破数据"烟囱林立"状况，实现医疗健康数据互联互通、共享共用

建立政府主导、市场运营、全民参与、共建共治的医疗机构数据共享机制，制定统一数据标准，对相关数据进行分类管理，促进医疗机构之间信息共通共享。通过行政、法律、经济、技术等手段打破医疗健康数据"烟囱林立"的现状，为相关部门、行业提供分级分类共享服务，解决系统间、部门间协作问题，改变现有碎片化的数据管理格局，实现全维度数据及时、

真实、公开、互联互通；明确医疗健康数据调取和使用的范围、标准，制定明确、可操作的政策法规，出台激励医疗健康数据共享、数据应用等措施，鼓励医疗健康数据合理、合规、合法、安全地开放和使用。

五、大力发展数字健康领域核心技术，实现安全可控

核心技术是大国重器。近年来，我国在芯片等领域出现被"卡脖子"的问题，再次提醒我们核心技术是求不来、买不来的，必须依靠自主研发。因此，应加大对包括数字健康在内的网络信息领域核心技术研发投入力度，为市场主体开放相关数据资源和应用场景，允许试错，鼓励创新，为国产自主技术研发创造更多的条件、提供更多的机会。引导鼓励企业积极参与核心技术研发，推动人工智能等新兴技术在医疗健康领域跨产业、跨技术融合。在数字健康领域实施产学研协同发展，实现创新链与产业链精准对接。重视产业生态和集群的发展，出台相应政策引导相关高校、科研机构、医疗机构、互联网医疗企业等不同主体构建创新网络集群。

六、加强数字健康领域高层次复合人才队伍建设

人才作为重要的生产要素，是带动行业发展的重要驱动因

素。没有高层次的复合型人才，数字健康领域很难得到高质量发展。由于数字健康是个新生事物，大多医务人员对它的认识和接受需要一个过程，在数字健康领域的运营经验方面更是欠缺，而互联网领域的人才在医疗健康领域同样面临专业知识储备不够、能力不足的问题。应加强宣传引导，提高医院、医生和患者对数字健康服务的认同感；加强基层医疗人员培训，培养更多合格的专业医生和全科医生，提高线上服务队伍的专业素养。数字技术变革引发了工作性质的变革，数字技术正在重塑工作所需要的技能。世界银行2019年的研究报告表明，市场对技术可以取代的较低技能的需求量正在降低，对高级认知技能、社会行为技能及与更高适应能力相关的技能组合的需求量在持续增加。[①] 而培育这些技术需要构建创新教育体系，培养创新型人才。就医疗健康领域来说，尤其需要尽快培养一批适应数字化条件的数字健康创新型领军型人才。这其中，既要发挥好第三方数字健康平台在技术、运营、资本等方面的人才优势，更要创新公立医疗体系在用工、薪酬、激励等方面的制度机制，吸纳培养一大批具有互联网思维、懂经营善管理会运营的高端

---

① World Bank. *World Development Report 2019*：*The Changing Nature of Work*. Washington D.C.：World Bank，2019.

复合人才。

七、加强多层次多主体联动，提升公民数字健康素养

互联网服务平台、可穿戴技术和移动应用程序等直接向患者提供健康信息和服务，为患者的健康管理、慢病管理提供了很大便利。然而，不同年龄群体对数字技术及产品服务的接受程度、使用频率和知识的掌握出现巨大差距，老年群体在数字健康产品和服务的使用上，往往是"落伍"的。应加大宣传教育力度，培养群众互联网诊疗就医习惯。鼓励不同医疗机构之间，以及医疗机构与移动运营商、互联网企业、养老机构等不同主体之间，联合开展数字化、智能化医疗健康服务。同时，强化数字健康素养教育，尤其是要加强针对老年群体的数字教育培训活动，让数字健康融入各项政策的出台之中，实现"政策即健康（Policies as Health）"，让数字生活成为健康生活（Digital Life as Healthy Life）。

八、加大数字健康领域的国际合作

全球范围大规模暴发的新冠肺炎疫情再次证明，疾病没有国界，需要国际社会联合起来，共同抵御。当前，国际竞争、摩擦有加剧趋势，国际社会信任和合作受到侵蚀。但医疗卫生

领域特别是数字健康领域的合作只能增强，不能削弱，全球各个国家和地区应加强数字健康领域交流与合作，增信释疑，携手推进数字技术在卫生健康领域的创新应用和共享发展。中国为全球防控新冠肺炎疫情作出了突出贡献，不仅向全球多个国家和国际组织提供了抗疫物资援助，还向疫情严重的国家派遣专家医疗团队，提供防疫、治疗、隔离等中国方案。此外，第三方数字健康平台推出的"微医互联网总医院全球抗疫平台""阿里健康海外侨胞在线医疗咨询专区""百度问医生全球公益援助平台"等线上抗疫平台在全球抗疫中发挥了积极作用。数字健康需要各个国家、国际组织、非政府组织（NGO）开展全方位合作，不断变革或完善现有的合作机制。发达国家和地区，应充分利用信息技术产业体系相对完善、网络基础较好、市场空间较大等优势，大力发展数字健康，加强国际合作，分享数字健康领域的成功经验和做法，为数字健康领域不活跃的中低收入国家提供数字医疗技术支持，为全球更广泛的人群提供安全、可及、可负担的数字健康服务。

第七章

"后疫情时代"的数字健康愿景

　　新冠肺炎疫情深刻冲击和挑战了全球医疗卫生领域。当前，疫情还在持续，以疫情被基本控制为节点，人类或将进入一个新的时代。在这个"后疫情时代"，数字技术在医疗健康领域的渗透和影响将更加广泛深刻，人们的就医需求和习惯将因数字化而持续发生改变，数字健康产业将迎来难得发展机遇，传统医疗机构的服务管理模式将加速进行数字化变革重塑，政府对医疗健康领域的数字化治理能力将得到极大提升，全球或地区范围内的数字健康合作将在艰难曲折中得到进一步加强，生命伦理与医学人文或将随着数字健康技术的发展持续彰显而不是被遮蔽。

一、传统线下医疗与数字健康必将深度融合、一体发展

伴随着互联网、大数据、云计算、人工智能、5G 及物联网、区块链等数字技术的加速发展、迭代创新、跨界融合、强力渗透，数字技术赋能的医疗健康与传统线下医疗之间的层层障碍将被破除，边界将日益模糊，从"你是你，我是我"，到"你中有我，我中有你"，再到"你就是我，我就是你"，这是不以人的意志为转移的发展趋势。未来，线上线下医疗健康将加速融合渗透、一体发展，数字化医疗健康发展和医疗健康的数字化转型势不可当。传统线下医疗必将演进为数字化、网络化、智能化的医疗健康，而数字健康必然是基于传统线下医疗的现代升华，二者不是相互割裂、彼此取代的关系，而是有机融合、互为表里、相辅相成。

二、数字健康将成为人工智能等新兴技术最大的应用场景之一

当前，人工智能高速发展，正加速从弱人工智能向强人工智能的迭代创新转变，而人工智能最大的应用场景之一就是医

疗健康。一方面，人工智能将赋能医疗健康，促进传统医疗健康的智慧化转型；另一方面，医疗健康将为人工智能提供广阔的应用场景和成长空间。人工智能等新兴技术手段与应用方案正与医疗健康行业内各垂直细分领域进行着广泛、深入、高效的融合，这会大幅拓展人工智能科技创新空间和医疗健康服务转型空间。随着数据存储的成本越来越低、数据量的拓展越来越迅速、运算能力越来越强大，人工智能在医疗健康行业的应用，将从初级阶段快速走向赋智终端、赋值平台、赋能产业的高级阶段，重构医疗健康行业传统的生产方式、组织方式和服务模式，促进业态优化、质量优化、效率优化，形成数字化、网络化、智能化的数字健康新生态。

三、下一代移动通信技术将成为数字健康迭代升级的使能者

相比 4G，5G 具有大带宽、低时延、广连接等特征，传播速率的大幅提升，必将加速数字健康各环节、各场景、各终端之间的深度链接与融合。在接入方面，5G 为数字健康应用提供海量终端接入；在通信方面，5G 为数字健康各垂直领域提供更低时延、更高可靠性、更强安全性的通信支持，并能为医疗健康

服务相关超高清视频直播、裸眼 3D、增强现实、混合现实等技术提供超高带宽的通信保证，极大地丰富了医疗健康数字化应用场景，更好地提升相关服务质量。同时，5G 的超大规模连接和广域覆盖，将加速推动"后疫情时代"的数字健康服务成为全时化、全景化、全域化的新常态。在 5G 时代全面到来之际，人们对 6G 技术的研究早已拉开序幕。6G 技术不再是简单地提升网络容量及传输速率，它将突破现有的技术局限，集成一个地面网络与卫星网络高度致密化的"全连接"世界，更好地解决物和物之间、物和人之间的联系，将数据信息更加精准地转化为实际应用，缩小数字鸿沟，实现万物互联，向人们提供更丰富、更高级的医疗健康智能化服务。

四、智能化可穿戴设备将成为人类身体的"延伸"和新一代健康"管家"

技术的创新往往不是源于创造，而是源于组合创新。人类历史上，很多创新，都是把已经存在的技术用一种全新的方式组合在了一起。新一代移动通信技术正推动人人互联、人物互联、万物互联时代的到来，人们日益生活在一个前所未有的"连接"中，从物理世界迈向数字世界。随着物联网及人工智能等技术的进步，智能化可穿戴设备近年来快速发展，在健康监测、慢性病预防和治疗、运动健身、远程康复等方面发挥着积极作用。未来，随着智能技术的加速迭代和应用场景的不断拓展，可穿戴设备将采集更丰富的人体健康数据，其准确性、有效性也将持续提升，这将帮助人们更好地了解自身健康状况的密码，真正做到疾病的早期诊断和早期治疗，实现人体健康的长程管理，对人类健康管理发挥重大作用，人类的健康状况将会显著改善，寿命将会得到延长，生活品质将会持续提升。

五、脑机接口在健康领域的应用将对人类生命产生颠覆性影响

脑机接口技术包含了脑科学、神经科学、材料科学、心理学、计算机科学、网络通信科学等多个学科，其核心是在大脑和机器之间传输高保真信息。这是一个超级复合型多学科跨界融合、协同进化后的新领域，将把人类带入人机交互、脑机相连，人类与 AI 共生的新时代。在对这片新领域进行探索与开拓的过程中，人们正尝试对信号处理、模式识别、芯片技术、数字技术等方面进行补充完善和迭代升级。这项科学技术或将在人类发现脑电波近 100 年后，实现跨时代的突破，帮助人们超

越自身生物极限，赋予人类数字化超级算力，建立一个人与外界直接沟通的全新界面。

2020 年 8 月 29 日，埃隆·马斯克（Elon Musk）举办 Neuralink 发布会，通过直播的方式展示脑机接口新设备对活体猪脑进行无损植入的效果，Neuralink 目前已经获得美国食品和药物管理局（Food and Drug Administration，FDA）批准在人脑上实验。根据马斯克的介绍，将设备无损植入大脑，将会解决包括听觉缺失、记忆力缺失、中风等各类大脑或者脊髓的重要问题，甚至可以感知、改善人类大脑的活动。短期来看，Neuralink 的目标是帮助残障人士，例如让四肢瘫痪的人使用大脑来控制仿生假肢、让语言障碍人士说话等；未来，Neuralink 计划在医疗健康领域进行更为广泛的探索，并将重点尝试在不借助药物的情况下，利用脑机接口技术调节大脑中的化学物质水平，对情绪障碍进行直接控制，对癫痫、重度抑郁、自闭症、阿尔茨海默症、帕金森综合征等目前难解的神经疾病进行治疗。

目前，脑机接口技术在医疗健康领域主要以恢复和强化两大功能方向支持人们获得更高品质的健康生活：一方面，帮助人们在功能损伤和障碍等问题上进行主动康复、恢复身体机能，并改善注意力、睡眠质量、精神状态，提高健康生活质量；另一方面，打破人脑与电脑的界限，实现人脑与电脑的双向通信，提高人类的思维能力、记忆力、决策能力，最终提高人类的智力，更好地帮助人们使用各类智慧化的医疗健康终端设备，驾驭智能可穿戴设备、机器义肢、人造器官等，成为人类历史上依靠技术力量获得的颠覆性生命"进化"。有鉴于此，马斯克提出了"数字永生"的概念，即"当人死亡时，他已经有了自己的电脑扩展和在线扩展，就像一个在线幽灵，你更多存在于'云'里面，而不是在你的身体里面"。

六、数字化智能化将对心理健康领域产生深刻影响

在数字化时代，人们的生产生活方式、社交方式等发生深刻变化，个体的人日益呈现原子化，或陷入封闭的圈层，走向群体性孤独。客观看，技术发展既造福了人类，也让我们置身于一个不确定性的风险世界。技术越向前发展，人类精神和心理层面的深层需求就会越强烈，伴随着现代性和后现代性的演进，焦虑、浮躁、抑郁、虚无、孤独、恐惧在不同程度地蔓延扩散。精神和心理健康问题成为一个全球性问题。数字化、智能化及相关技术的发展拓展了原有的心理健康服务模式、服务内容，针对不同群体的个性化心理需求，通过数字技术对其进

行标签分类，提供定制化心理健康服务。从日常的情绪调节，到对精神疾病的预测、诊断治疗和监控，到预测如阿尔茨海默症等神经内科疾病，再到精神陪伴、情感沟通的数字化"伴侣"，数字技术都能为其提供更强的辅助诊断和治疗工具、更佳的情感慰藉和心理体验。依托数字服务平台，大数据、人工智能、区块链等技术将更快、更安全地收集和分析大量数据，科学评估个体精神和心理状况，精准匹配需求，跟踪治疗进展，设立预警阈值，制订个性化诊疗方案；同时，也将补充和改进心理健康诊断案例，根据循证、新数据的不断积累自动扩展诊疗能力；还将通过智能识别找出可能存在药物滥用、抑郁或焦虑的对象，提供便利、精准、高效的诊疗护理等服务。

七、数字健康产业将成为数字经济最宽赛道之一

总体看，数字健康是医疗健康领域的新生产力、新发展方向。当前，随着居民收入增加、消费结构升级、老龄化及城镇化加速，人们对高质量医疗健康服务保障需求持续增强，数字健康产业无疑将会进入一个高速增长阶段，数字健康相关领域有望成为拉动内需的新动力、重大科技源头创新的新引擎，更有望成为经济发展的新动能。涵盖医疗、健康、医药、保险、

康复、养老、科研等细分赛道将交叉融合，形成数字健康产业链、数据链、价值链、人才链、生态链，全面助力数字经济发展。总的来看，我国数字健康产业发展前景广阔、势头强劲、空间巨大，超大规模的市场优势、人口红利和人们对健康生活品质的追求，必将释放出强大的内在需求，转化为不竭的发展动能。《"健康中国 2030"规划纲要》提出，2030 年中国健康产业规模将达 16 万亿元。而随着数字化对医疗健康的全面渗透、跨界融合和深度赋能，未来，数字健康产业无疑将占据大健康产业的主导地位，也将成为数字经济最宽、最具增长潜质的赛道之一。

八、数字技术赋能中医药传承与创新，为传统医学再塑辉煌提供重要支撑

中医药几千年的发展历程，是一部传承与创新的史诗。时代在发展，环境在变化，人类在进化，中医药也应该与时俱进、创新发展。人类进入数字化智能化时代，如何运用数字化思维，做好中医药的理念、认知、理论和经验方面的传承与创新；如何运用数字技术，做好中医药的方法、手法、技艺和技术的传承与创新；如何运用数字化平台和运营模式，做好中医药服务

模式和管理模式的传承与创新，具有重大意义和现实紧迫性。我们相信，随着互联网、大数据、人工智能及 5G 技术的发展与应用，中医传统的"望、闻、问、切"，一定程度上可以通过数字化的方式进行。我们看到，中药汤、丸、散、膏、丹等中药剂型与人们现代生活方式适应性不够，特别是与年轻群体的就医偏好不相吻合，中医药应自觉接受数字化的洗礼，以崭新的形态更好地造福社会、造福百姓。当前具有深厚中医理论功底和丰富实践经验的名中医、老中医越来越少，后继乏人，数字化及人工智能应用有助于在线收集名医经方，搭建经方数据库，助力中医药跟师抄方、传承拜师、辅助诊疗教育培训、辅助诊疗等，完善中医传承体系。数字技术有助于加快中药新药、器械设备、智能辅助诊断系统等的研发及应用，助推中医药标准体系和标准化建设及推广。互联网、社交平台等新媒体，有助于推动中医药文化、健康养生理念等的网络传播与科普，紧扣中医药与人民生活息息相关的内容，普及中医药知识，让更多人了解中医、亲近中医。

九、数字健康将为全球扶贫事业插上翅膀

2015 年诺贝尔经济学奖获得者安格斯·迪顿（Angus

Deaton）认为，人得先活着，才能去想如何过上美好的生活，身体不健康，或者任何的生存障碍，都会严重限制人们享受美好生活的能力。的确，生存之于人类具有第一意义，没有健康，就无法有尊严地活着；没有健康，就无法获得更好发展。因病致贫、因病返贫是全球痼疾，据原国务院扶贫办建档立卡数据统计，2017 年我国因病致贫返贫贫困户占建档立卡贫困户比例是 41.7%，2018 年是 40.7%，2019 年是 38.4%。未来，最大意义的扶贫是健康和教育扶贫，最大效用的健康扶贫是通过数字化赋能贫困地区的扶贫。甘肃、西藏、新疆等欠发达地区正在探索的数字健康帮扶之路，以数字技术赋能基层医疗健康服务，实现医疗服务的普惠性、均等性、可及性、可负担性，或将为全人类的脱贫事业贡献中国模式、中国经验。

十、数字化卫生健康治理将成为"后疫情时代"的必然选择

新冠肺炎疫情期间，大数据、人工智能、云计算等数字技术在疫情监测预警、分析溯源、防控救治、资源调配等方面发挥了重要的支撑作用。有关地区和部门联合平台和企业推出"健康码"等，实现对跨区域流动人员疾病风险的实时查控、高

效治理。同时，网上咨询、网上问诊、网上医疗、网上购药
等"不见面"医疗健康服务，有效避免了疫情期间患者的交叉
感染。在疫情背景下，数字技术与卫生健康治理创新融合已成
趋势，数字技术在一定程度上倒逼了卫生健康领域的治理变革，
同时也很好地联动支撑了政府、平台、企业、医院、公民等社
会多元主体共同参与卫生健康领域的治理进程。医疗健康数据
将会更加共享可用、安全可信，从而优化卫生健康领域的信任
生态。卫生健康治理主体更加多元化、治理结构更加扁平化、
治理过程更加透明化，实现实时互联、数据共享、联动协同，
促进精准监管、科学治理，推进卫生健康治理体系和治理能力
现代化。

十一、医疗健康数据作为基础性战略性的生产要素，必将释放巨大影响力

随着全球数据总量的指数级增长、数字技术的日益发达，
传统物理世界正加速映射出数字化孪生世界，不论是自然资源
的利用还是社会经济的运行，不论是微观层面还是宏观层面，
信息皆可通过数字化技术，以数据形式进行实时传输与处理，
由表及里、贯穿始终、无处不在，人类生产生活对数据的依赖

日益加剧，数据日益成为国家和地区发展的基础性战略性资源。医疗健康数据，是具有重要战略意义的民生数据，正成为全球持续高度关注的焦点。高质量的医疗健康数据具有极高的应用价值，从以数字健康画像助力疾病预防和健康管理，到依托数字健康平台为医疗健康服务提供数字化、网络化、智能化的全方位支持；从依托数字化平台，面向政府、医疗机构、科研机构提供医保控费、医防结合、疾控应急、风险评估、临床试验、决策辅助等服务，到通过具有高度流动性、安全性的数据支撑医疗健康产业与社会服务、金融保险、交通出行等不同行业衍生出一个又一个数据应用新领域，医疗健康数据将释放巨大影响力。总的来看，数据将成为 21 世纪的"石油"，国与国之间围绕数据资源的战略争夺也将会日趋激烈。一些国家将在全球加强大数据节点的布局，同时，对他国包括医疗健康数据在内的各类数据的窃取、对数字霸权的争夺也将成为新的全球竞争形态之一。但是，医疗卫生问题是关系到全人类命运的全球性共同问题，因此，数字健康领域的国际合作将是未来国与国、地区与地区之间实现对话与协作的关键契合点，这也是实现世界卫生组织数字健康发展战略中"三个十亿"目标（即：超过十亿的人民享受全民健康服务普及、超过十亿的人民在面对紧急健康问题时得到保护、超过十亿的人民享受更好的生理与心理健康）的必然选择。

十二、数字卫生健康共同体将成为人民群众获得高质量医疗健康服务的基本模式

中国在 20 世纪六七十年代缔造的以"赤脚医生"为代表的基层中国医疗卫生服务模式，从本质上看，是以最低的成本、最便捷的方式向人们提供初级卫生保健服务，打造了一个又一个基层医疗卫生健康服务共同体，在很大程度上实现了"哪里有人，哪里就有医有药"，"小病不出村、大病不出乡"。随着人工智能、医疗物联网、区块链等数字技术的不断渗透，传统的"赤脚医生"正在"破茧成蝶"，演变为"数字化赤脚医生"。以医疗健康大数据为基础要素，通过智能化输出标准诊断方案，赋能基层医生，提高诊疗能力，并形成患者医疗健康信息的数字画像，逐渐实现智能化健康管理；另外，结合数字流动医院、数字化诊室的广泛应用，一个又一个的基层医疗卫生健康服务单元逐渐升级为数字卫生健康服务共同体，为家医签约、到家看护、邻里互助提供了智能化、便利化的新载体，推动数字健康服务普惠、均等、共享发展，为全球医疗健康事业特别是人

类卫生健康共同体建设贡献中国经验、提供中国方案。

十三、数字健康或将为生命伦理的彰显、医学人文关怀的增强、医学温度的持续提升提供难得契机

西哲有言，"人不能两次踏进同一条河流"，"一切皆流，无物常住"。人的生命长河亦是变动不居的，有限的生命充满了各类的不确定性，而医学之于生命和健康实则是在不确定性中追求某种确定性。数字技术的加速发展，进一步凸显了这种不确定性和确定性。在可见的未来，下一代数字技术与生物技术的深度融合发展，或将会极大延展人类生命的长度、拓展生命的宽度。

人类并非流水线上的零件，生命需要情感、温度、尊严、关怀。每个患者都是"独一无二"的，其健康需求更是错综复杂。首先，在数字技术与医疗健康的深度融合下，患者实时的、个性化、定制化的需求，能够通过患者参与和体验被准确传递到医生端，通过大数据进行用户"画像"和需求分类及匹配，助力医生为患者提供个人定制服务，更好地维护了人的尊严。其次，数字健康从技术角度解决医患深入交流"脱节"问题，通过数字技术赋能医者，使其拥有更多的时间对患者"有时去

治愈，常常去帮助，总是去安慰"。2018 年，美国公共政策研究所发布的《为所有人提供更好的医疗和护理》(*Better Health and Care for All*) 预测，人工智能将为不同临床医生腾出超过 25% 的时间来照顾患者。再者，数字健康有助于更好地实现人的健康发展。健康是人自由全面发展的重要前提和保障。健康，不仅仅在于存在于世，还在于人如何存在于世（迪顿，2014）。"存在于世者"的健康状况包括身体健康与心理健康。大数据、人工智能在医疗健康领域的应用，将会帮助医生实现对患者医疗健康数据的深度了解把握，进而有助于实现对患者的个性化诊疗和人性化关怀。正如美国智能医疗专家埃里克·托普在《深度医疗》一书中所言，深度表型分析、深度学习和深度共情的"三位一体"，可以促进对疾病的预防和治疗，节省医疗资源，进而成为应对医疗卫生领域经济危机的主要补偿措施。但这些都是深度医疗的次要收获，这也许是重新实现真正医学的最终机会：在场、共情、信任、关怀、人性化（托普，2020）。

客观看，技术是一柄双刃剑，其内在具有的不确定性使人类不得不面对难以预期的风险，而人类在运用技术时的理性不足又加剧了产生这种风险的可能性。尽管数字健康技术的发展如同其他技术的发展一样，存在着一定程度的不确定性，但人类终归是一个有灵性的物种，在面对技术迭代所产生的风险挑战和不确定性时，应该有能力运用人类智慧不断调整偏差、修正错误，进而驾驭技术，使其朝着有益于人的方向发展。伴随着数字健康技术的发展，我们谨慎乐观地相信，生命伦理或将会因之而得到彰显，人文关怀或将会得到进一步增强，医学的温度或将会得到持续的提升。

附：

中国数字健康主要政策文件和法律法规

分类	发布时间	出台部门	文件名称	主要内容
医疗	2014.8.21	国家卫生计生委	《关于推进医疗机构远程医疗服务的意见》	对远程医疗服务的内容、质量、流程、监督管理给出了相关指导，并对远程医疗中的权利义务、医疗损害风险和责任分担等问题进行了强调。
	2014.11.5	国家卫生计生委等部门	《关于推进和规范医师多点执业的若干意见》	鼓励医生到基层、边远地区、医疗资源稀缺地区和其他有需求的医疗机构多点执业，对医师多点执业的主要条件和注册管理、人事（劳动）管理和医疗责任进行了具体规定。

续表

分类	发布时间	出台部门	文件名称	主要内容
医疗	2015.3.30	国务院办公厅	《全国医疗卫生服务体系规划纲要（2015—2020年）》	开展"健康中国云服务计划"。要求积极利用移动互联网、物联网、云计算、可穿戴设备等新技术，推动惠及全民的健康信息服务和智慧医疗服务。提出推动健康大数据应用，逐步转变服务模式。
	2015.7.4	国务院	《关于积极推进"互联网+"行动的指导意见》	将"互联网+医疗"作为11项专项行动之一进行推广，明确"互联网+医疗"的线上线下联动趋势以及到2025年的发展目标。
	2015.9.11	国务院办公厅	《关于推进分级诊疗制度建设的指导意见》	加快推进医疗卫生信息化建设，发展基于互联网的医疗卫生服务，充分发挥互联网、大数据等信息技术手段在分级诊疗中的作用。

续表

分类	发布时间	出台部门	文件名称	主要内容
医疗	2016.6.24	国务院办公厅	《关于促进和规范健康医疗大数据应用发展的指导意见》	从夯实应用基础、全面深化应用、规范和推动"互联网＋健康医疗"服务、加强保障体系建设四个方面部署了14项重点任务和重大工程；大力推进互联网健康咨询、网上预约分诊、移动支付和检查检验结果查询、随访跟踪等应用，发展智慧健康医疗便民惠民服务。
	2016.10.25	中共中央、国务院	《"健康中国2030"规划纲要》	全面建成统一权威、互联互通的人口健康信息平台，规范和推动"互联网＋健康医疗"服务，创新互联网健康医疗服务模式，健康医疗大数据应用体系建设纳入健康中国战略的支撑与保障体系。
	2017.1.10	国务院	《"十三五"卫生与健康规划》	将人口健康信息化建设作为"十三五"阶段的主要建设内容，并提出了全面实施"互联网＋健康医疗"益民服务的目标和发展策略。

续表

分类	发布时间	出台部门	文件名称	主要内容
医疗	2017.4.26	国务院办公厅	《关于推进医疗联合体建设和发展的指导意见》	充分发挥信息系统对医联体的支撑作用，结合建立省、市、县三级人口健康信息平台，统筹推进医联体相关医院管理、医疗服务等信息平台建设，实现电子健康档案和电子病历的连续记录和信息共享，实现医联体内诊疗信息互联互通。
	2017.7.20	国务院	《新一代人工智能发展规划》	推广应用人工智能治疗新模式新手段，建立快速精准的智能医疗体系；探索智慧医院建设，开发人机协同的手术机器人、智能诊疗助手，研发柔性可穿戴、生物兼容的生理监测系统，研发人机协同临床智能诊疗方案，实现智能影像识别、病理分型和智能多学科会诊；推进医药监管智能化；加强流行病智能监测和防控。

分类	发布时间	出台部门	文件名称	主要内容
医疗	2018.4.28	国务院办公厅	《关于促进"互联网＋医疗健康"发展的意见》	允许依托医疗机构发展互联网医院。医疗机构可以使用互联网医院作为第二名称，在实体医院基础上，允许在线开展部分常见病、慢性病复诊。支持医疗卫生机构、符合条件的第三方机构搭建互联网信息平台，开展远程医疗、健康咨询、健康管理服务。
	2018.7.10	国家卫生健康委、国家中医药管理局	《关于深入开展"互联网＋医疗健康"便民惠民活动的通知》	加快推进智慧医院建设，运用互联网信息技术，改造优化诊疗流程，贯通诊前、诊中、诊后各环节，改善患者就医体验。到2020年，二级以上医疗机构普遍提供分时段预约诊疗、智能导医分诊、候诊提醒、检验检查结果查询等线上服务。

续表

分类	发布时间	出台部门	文件名称	主要内容
医疗	2018.7.12	国家卫生健康委	《国家健康医疗大数据标准、安全和服务管理办法(试行)》	为加强健康医疗大数据服务管理，促进"互联网＋医疗健康"发展，充分发挥健康医疗大数据作为国家重要基础性战略资源的作用，对健康医疗大数据标准、安全和服务制定了管理办法。
	2018.7.17	国家卫生健康委、国家中医药管理局	《互联网诊疗管理办法(试行)》《互联网医院管理办法（试行）》《远程医疗服务管理规范（试行）》	明确了互联网医院性质、互联网医院与实体医疗机构的关系、互联网医院和互联网诊疗活动准入程序和监管、互联网医院的法律责任关系等。
	2018.8.3	国务院办公厅	《关于改革完善医疗卫生行业综合监管制度的指导意见》	积极推动医疗卫生领域法律法规的制修订工作。针对"互联网＋医疗健康"等医疗卫生服务新技术、新设备、新业态等，加快标准制修订。

续表

分类	发布时间	出台部门	文件名称	主要内容
医疗	2018.10.15	国家卫生健康委	《关于公立医院开展网络支付业务的指导意见》	医院应当每日对网络支付业务的账务进行核对；各地应当加强对公立医院开展网络支付业务的指导，关注网络支付业务实施进展，加强监督检查，促进风险防控机制的建立和完善。
	2019.11.6	国务院深化医药卫生体制改革领导小组	《关于进一步推广福建省和三明市深化医药卫生体制改革经验的通知》	以高血压、糖尿病等慢性病管理为突破口，强化基层医防融合，积极采取"互联网＋医疗健康"等有效方式，做细做实家庭医生签约服务。
	2019.12.28	第十三届全国人民代表大会常务委员会第十五次会议	《中华人民共和国基本医疗卫生与健康促进法》	国家推进全民健康信息化，推动健康医疗大数据、人工智能等的应用发展，加快医疗卫生信息基础设施建设，制定健康医疗数据采集、存储、分析和应用的技术标准，运用信息技术促进优质医疗卫生资源的普及与共享。

续表

分类	发布时间	出台部门	文件名称	主要内容
医疗	2020.2.3	国家卫生健康委办公厅	《关于加强信息化支撑新型冠状病毒感染的肺炎疫情防控工作的通知》	要求进一步推动发挥信息化在辅助疫情研判、创新诊疗模式、提升服务效率等方面的支撑作用，鼓励在线开展部分常见病、慢性病复诊及药品配送服务，降低其他患者线下就诊交叉感染风险。
	2020.2.7	国家卫生健康委办公厅	《关于在疫情防控中做好互联网诊疗咨询服务工作的通知》	要充分发挥互联网医疗服务优势，大力开展互联网诊疗服务，特别是对发热患者的互联网诊疗咨询服务，进一步完善"互联网＋医疗健康"服务功能，包括但不限于线上健康评估、健康指导、健康宣教、就诊指导、慢病复诊、心理疏导等。

续表

分类	发布时间	出台部门	文件名称	主要内容
医疗	2020.4.7	国家发展改革委、中央网信办	《关于推进"上云用数赋智"行动培育新经济发展实施方案》	以国家数字经济创新发展试验区为载体，探索推进互联网医疗医保首诊制和预约分诊制，开展互联网医疗的医保结算、支付标准、药品网售、分级诊疗、远程会诊、多点执业、家庭医生、线上生态圈接诊等改革试点。
	2020.5.8	国家卫生健康委办公厅	《关于进一步推动互联网医疗服务发展和规范管理的通知》	各地要坚守医疗质量和患者安全底线，在开展任何试验探索时，不得突破现有法律法规和《国务院办公厅关于促进"互联网＋医疗健康"发展的意见》有关规定，按照《关于印发互联网诊疗管理办法（试行）等3个文件的通知》要求，不断规范互联网诊疗和互联网医院的准入和执业管理，加强监管。

续表

分类	发布时间	出台部门	文件名称	主要内容
医疗	2020.5.9	国家卫生健康委、国家中医药管理局	《关于做好公立医疗机构"互联网+医疗服务"项目技术规范及财务管理工作的通知》	规范"互联网+医疗服务"项目相关管理工作，明确"互联网+医疗服务"会计核算及财务管理，统一医疗服务工作量统计口径。
	2020.5.21	国家卫生健康委办公厅	《关于进一步完善预约诊疗制度加强智慧医院建设的通知》	二级以上医院应当普遍建立预约诊疗制度，三级医院还应当提供检查检验集中预约、门诊治疗预约服务；总结医院信息化建设实践，建立医疗、服务、管理"三位一体"的智慧医院系统，进一步发挥信息技术在现代医院建设管理中的重要作用；大力推动互联网诊疗与互联网医院发展。

续表

分类	发布时间	出台部门	文件名称	主要内容
医疗	2020.6.28	国家卫生健康委办公厅	《关于做好信息化支撑常态化疫情防控工作的通知》	支持互联网医疗服务平台与多类型、多层次医疗服务主体合作,提供线上线下相结合的全流程服务,构建"医联体式"的互联网医院格局,打造符合分级诊疗要求的"互联网＋医疗健康"新秩序。
	2020.7.9	国家卫生健康委、国家中医药管理局	《医疗联合体管理办法(试行)》	各级卫生健康行政部门和中医药主管部门应当推进远程医疗服务发展,结合区域全民健康信息平台建设,以委局属(管)医院、高校附属医院、省直属医院和妇幼保健院等为主要牵头单位,重点发展面向边远、贫困地区的远程医疗协作网,完善省—地市—县—乡—村五级远程医疗服务网络。

续表

分类	发布时间	出台部门	文件名称	主要内容
医疗	2020.7.14	国家发展改革委、中央网信办、国家卫生健康委、国家医疗保障局等13部门	《关于支持新业态新模式健康发展激活消费市场带动扩大就业的意见》	积极发展互联网医疗，以互联网优化就医体验，打造健康消费新生态；规范推广慢性病互联网复诊、远程医疗、互联网健康咨询等模式，支持平台在就医、健康管理、养老养生等领域协同发展，培养健康消费习惯；将符合条件的"互联网＋"医疗服务费用纳入医保支付范围。
	2020.8.31	国家卫生健康委办公厅、国家医保局办公室、国家中医药局办公室	《关于印发紧密型县域医疗卫生共同体建设评判标准和监测指标体系（试行）的通知》	明确信息互联互通是服务共同体评判标准之一，具体评判内容是"县域医共体内建立卫生健康信息共享平台，推进化验、影像等资源共享，推动区域检查检验结果互认"。

分类	发布时间	出台部门	文件名称	主要内容
医疗	2020.9.21	国务院办公厅	《关于以新业态新模式引领新型消费加快发展的意见》	积极发展互联网健康医疗服务，大力推进分时段预约诊疗、互联网诊疗、电子处方流转、药品网络销售等服务。
	2020.10.10	国家卫生健康委办公厅、国家中医药局办公室	《关于加强全民健康信息标准化体系建设的意见》	加强全民健康信息标准化体系建设，更好地发挥标准的规范、引领和支撑作用，推进互联网、大数据、人工智能、区块链、5G等新兴技术与医疗健康行业的创新融合发展。
	2020.11.2	工业和信息化部办公厅、国家卫生健康委办公厅	《关于进一步加强远程医疗网络能力建设的通知》	推进"互联网＋健康扶贫"试点。支持贫困地区利用远程医疗网络及其平台资源创新健康扶贫工作模式，巩固基本医疗有保障成效。实现远程医疗覆盖所有贫困县，有条件的地区推动远程诊疗覆盖到村、在线医学教育普及到人、在线慢病管理精准到户，充分利用新一代信息技术提升贫困地区基层医疗卫生服务能力，提高贫困人口的健康水平。

续表

分类	发布时间	出台部门	文件名称	主要内容
医疗	2020.12.10	国家卫生健康委、国家医疗保障局、国家中医药管理局	《关于深入推进"互联网＋医疗健康""五个一"服务行动的通知》	推进"一体化"共享服务，提升便捷化智能化人性化服务水平；推进"一码通"融合服务，破除多码并存互不通用信息壁垒；推进"一站式"结算服务，完善"互联网＋"医疗在线支付工作；推进"一网办"政务服务，化解办事难、办事慢、办事繁问题；推进"一盘棋"抗疫服务，加强常态化疫情防控信息技术支撑。
	2020.12.14	国家卫生健康委办公厅	《关于进一步推进"互联网＋护理服务"试点工作的通知》	将"互联网＋护理服务"与家庭医生签约、家庭病床、延续性护理等服务有机结合，为群众提供个性化、差异化的护理服务。鼓励有条件的医疗机构按照分级诊疗要求，结合功能定位和实际情况，积极开展"互联网＋护理服务"试点工作。

续表

分类	发布时间	出台部门	文件名称	主要内容
医药	2013.10.29	国家食品药品监督管理总局	《关于加强互联网药品销售管理的通知》	加强药品交易网站资质的管理，加强药品交易网站销售含麻黄碱类复方制剂的管理，加强药品交易网站销售处方药的管理，加强网售药品配送环节的管理，加大对互联网非法售药的查处力度，以规范互联网售药行为。
	2017.2.9	国务院办公厅	《关于进一步改革完善药品生产流通使用政策的若干意见》	推进"互联网＋药品流通"。积极发挥"互联网＋药品流通"在减少交易成本、提高流通效率、促进信息公开、打破垄断等方面的优势和作用。鼓励有条件的地区依托现有信息系统，开展药师网上处方审核、合理用药指导等药事服务。
	2017.11.21	国家食品药品监督管理总局	《互联网药品信息服务管理办法》	对 2004 年 7 月公布的《互联网药品信息服务管理暂行规定》进行修订。对互联网药品信息服务、提供互联网药品信息服务活动的网站的审核和监管等内容进行了规范。

续表

分类	发布时间	出台部门	文件名称	主要内容
医药	2019.1.17	国务院办公厅	《国家组织药品集中采购和使用试点方案》	选择北京、天津、上海、重庆和沈阳、大连、厦门、广州、深圳、成都、西安11个城市（"4+7"），从通过质量和疗效一致性评价的仿制药对应的通用名药品中遴选试点品种，国家组织药品集中采购和使用试点；按照试点地区所有公立医疗机构年度药品总用量的60%—70%估算采购总量，进行带量采购，量价挂钩、以量换价，形成药品集中采购价格。
	2019.6.4	国务院办公厅	《深化医药卫生体制改革2019年重点工作任务》	有序发展医疗共同体，促进分级诊疗，促进"互联网＋医疗健康"发展、推进国家组织药品集中采购和使用试点，推进高值医用耗材改革，巩固完善国家基本药物制度等。

续表

分类	发布时间	出台部门	文件名称	主要内容
医药	2019.8.26	第十三届全国人民代表大会常务委员会第十二次会议	《中华人民共和国药品管理法》（2019年修订）	药品网络交易第三方平台提供者应当按照国务院药品监督管理部门的规定，向所在地省、自治区、直辖市人民政府药品监督管理部门备案。第三方平台提供者应当依法对申请进入平台经营的药品上市许可持有人、药品经营企业的资质等进行审核，保证其符合法定要求，并对发生在平台的药品经营行为进行管理。
医保	2015.1.15	国家发展改革委、国家卫生计生委	《关于同意在宁夏、云南等5省区开展远程医疗政策试点工作的通知》	要求试点省份研究将远程医疗费用纳入基本医疗保险统筹基金和新农合报销范围。
	2019.8.30	国家医疗保障局	《关于完善"互联网+"医疗服务价格和医保支付政策的指导意见》	明确互联网医疗的服务项目，并将其纳入现行医疗服务价格的政策体系—管理，对符合条件的纳入医保支付范围；定点医疗机构提供与医保支付范围内的线下医疗服务内容相同的服务。

续表

分类	发布时间	出台部门	文件名称	主要内容
医保	2020.2.28	国家医保局、国家卫生健康委	《关于推进新冠肺炎疫情防控期间开展"互联网+"医保服务的指导意见》	对符合要求的互联网医疗机构为参保人提供的常见病、慢性病线上复诊服务，各地可依规纳入医保基金支付范围。互联网医疗机构为参保人在线开具电子处方，线下采取多种方式灵活配药，参保人可享受医保支付待遇。诊疗费和药费医保负担部分在线直接结算。
	2020.3.5	中共中央、国务院	《关于深化医疗保障制度改革的意见》	将符合条件的医药机构纳入医保协议管理范围，支持"互联网+医疗"等新服务模式发展；适应异地就医直接结算、"互联网+医疗"和医疗机构服务模式发展需要，探索开展跨区域基金预算试点；加强区域医疗服务能力评估，合理规划各类医疗资源布局，促进资源共享利用，加快发展社会办医，规范"互联网+医疗"等新服务模式发展。

续表

分类	发布时间	出台部门	文件名称	主要内容
医保	2020.11.2	国家医疗保障局	《关于积极推进"互联网＋"医疗服务医保支付工作的指导意见》	充分认识"互联网＋"医疗服务医保支付工作的重要意义、做好"互联网＋"医疗服务医保协议管理、完善"互联网＋"医疗服务医保支付政策、优化"互联网＋"医疗服务医保经办管理服务、强化"互联网＋"医疗服务监管措施。

主要参考文献

1. 阿比吉特·班纳吉、埃斯特·迪弗洛:《贫穷的本质:我们为什么摆脱不了贫穷》,景芳译,中信出版社 2018 年版。

2. 阿玛蒂亚·森、让·德雷兹:《印度:经济发展与社会机会》,黄飞君译,社会科学文献出版社 2006 年版。

3. 阿希姆·瓦姆巴赫、汉斯·克里斯蒂安·穆勒:《不安的变革:数字时代的市场竞争与大众福利》,钟佳睿等译,社会科学文献出版社 2020 年版。

4. 埃里克·托普:《深度医疗:智能时代的医疗革命》,郑杰等译,河南科学技术出版社 2020 年版。

5. 安格斯·迪顿:《逃离不平等:健康财富及不平等的起源》,崔传刚译,中信出版社 2014 年版。

6. 戴维·S.埃文斯:《平台经济学:多边平台产业论文集》,周勤等译,经济科学出版社 2016 年版。

7. 戴维·S.埃文斯、理查德·施马兰奇:《连接:多边平台经济学》，张昕译，中信出版社 2018 年版。

8. 崔文彬、顾松涛、寸待丽、张胜、于广军：《"互联网 +"医疗服务纳入医保支付后的风险及管控建议》，《中国医院》2020 年第 24 期。

9. 寸待丽、崔文彬、于广军：《"互联网 +"医疗服务的国际经验及借鉴》，《中国医院》2020 年第 24 期。

10. 范先群等：《互联网 + 医疗健康》，人民卫生出版社 2020 年版。

11. 郭珉江、代涛、万艳丽、黄薇：《加拿大卫生信息化建设经验及启示》，《中国数字医学》2015 年第 10 期。

12. 韩启德：《医学的温度》，商务印书馆 2020 年版。

13. 胡湛、彭希哲：《应对中国人口老龄化的治理选择》，《中国社会科学》2018 年第 12 期。

14. 健伟：《以农村为重点 让基层强起来——农村卫生健康事业发展 70 年综述》，《中国农村卫生》2019 年第 11 期。

15. 杰奥夫雷·G. 帕克、马歇尔·W. 范·埃尔斯泰恩、桑基特·保罗·邱达利：《平台革命：改变世界的商业模式》，志鹏译，机械工业出版社 2017 年版。

16. 杰里米·里夫金：《零边际成本社会：一个物联网、合作共赢的新经济时代》，赛迪研究院专家组译，中信出版社 2017 年版。

17. 杰伊·巴塔查里亚、蒂莫西·海德、彼得·杜：《健康经济学》，曹乾译，广西师范大学出版社 2019 年版。

18. 克莱顿·克里斯坦森、罗杰姆·格罗斯曼、黄捷升：《创新者的处方：颠覆式创新如何改变医疗》，张琦译，中国人民大学出版社 2015 年版。

19. 克劳斯·施瓦布：《第四次工业革命转型的力量》，李菁译，中信出版社 2016 年版。

20. 李韬：《数字健康产业有望成为拉动内需的新动力》，《新华文摘》2021 年第 10 期。

21. 李韬、冯贺霞、冯宇坤：《数字技术在健康贫困治理中的创新应用研究——以甘肃省临夏州数字健康扶贫实践为例》，《电子政务》2021 年第 9 期。

22. 刘承功、潘晓岗、邱大昌：《精准扶贫上海实践案例集》，复旦大学出版社 2019 年版。

23. 刘琼莲：《论基本公共卫生服务均等化及其判断标准》，《学习论坛》2009 年第 25 期。

24. 刘也良、孙梦、郭晓薇：《"组团式"援藏——从"输血供氧"到"造血制氧"》，《中国卫生》2019 年第 12 期。

25. 卢清君、贡欣扬：《天涯咫尺：远程会诊让看病变轻松》，

《中老年保健》2018 年第 11 期。

　　26. 马诗诗、于广军、崔文彬：《互联网医疗的隐私保护与信息安全》，《上海医药》2017 年第 38 期。

　　27. 让·梯若尔：《共同利益经济学》，张昕竹、马源等译，商务印书馆 2020 年版。

　　28. 梁玉影：《基本公共卫生服务均等化国际比较》，《安徽行政学院学报》2014 年第 5 期。

　　29. 南南合作金融中心、联合国南南合作办公室：《数字世界中的南南合作》，社会科学文献出版社 2019 年版。

　　30. 芮晓武：《中国互联网健康医疗发展报告（2019）》，社会科学文献出版社 2019 年版。

　　31. 三明市医改办：《三明医改：星火燎原》，2018 年 12 月。

　　32. 世界银行东亚与太平洋地区编著：《改善农村公共服务》，中信出版社 2008 年版。

　　33. 王坚：《在线》，中信出版社 2016 年版。

　　34. 王小林：《新中国成立 70 年减贫经验及其对 2020 年后缓解相对贫困的价值》，《劳动经济研究》2019 年第 7 期。

　　35. 王小林、Alkire Sabina：《中国多维贫困测量：估计和政策含义》，《中国农村经济》2009 年第 12 期。

36. 王志锋、张天：《中国医疗卫生服务均等化的地区比较及体制改革研究》，《经济社会体制比较》2009 年第 6 期。

37. 吴佳男：《5G 赋能：助力医院诊疗体系换代升级》，《中国医院》2019 年第 23 期。

38. 杨燕绥：《人口老龄化不是社会老化，是社会进步》，《中国养老金融 50 人论坛》2019 年 5 月。

39. 杨燕绥：《中国老龄社会与养老保障发展研究报告（2014）》，清华大学出版社 2015 年版。

40. 于保荣、杨瑾、宫习飞、杨茹显：《中国互联网医疗的发展历程、商业模式及宏观影响因素》，《山东大学学报（医学版）》2019 年第 57 期。

41. 应亚珍：《应多关注平台型互联网医院》，《健康报》2020年 3 月 16 日。

42. 应亚珍：《以健康为导向探索基本医保基金和公共卫生服务资金统筹使用》，《中国医疗保险》2020 年第 5 期。

43. 张德元：《中国农村医疗卫生事业发展历程回顾与分析》，《湖南科技学院学报》2005 年第 9 期。

44. 詹积富：《三明医改的过程、经验和成果》，《福建党史月刊》2018 年第 7 期。

45.詹积富:《三明医改: 迈入治未病新阶段》,《中国卫生》2019 年第 10 期。

46. 中共中央文献研究室:《毛泽东年谱（1949—1976）》, 中央文献出版社 2013 年版。

47.《中华人民共和国国民经济和社会发展第十四个五年规划和 2035 年远景目标纲要》, 人民出版社 2021 年版。

48.Artnak K. E., McGraw R. M., Stanley V. F.. "Health Care Accessibility for Chronic Illness Management and End-of-Life Care: A View from Rural America". *The Journal of Law*, *Medicine & Ethics*, 2011, 39（2）: 140-155.

49.Barefoot, K., et. al.. *Defining and Measuring the Digital Economy*. Working Paper, Bureau of Economic Analysis, U.S. Department of Commerce, 2018.

50.BFA, CAFI. *From the Last Kilometer to the Last Centimeter: The Shift of the Role of Financial Aggregator in the Digital Ecosystem*, 2018.

51.Chakravorti, B., et. al.. *Digital Planet 2017: How Competitiveness and Trust in Digital Economies Vary Across the World.* The Fletcher School, Tufts University, 2017.

52.Dorsey E. R., Topol E. J.. "State of Telehealth". *New England Journal of Medicine*, 2016, 375（2）: 154–161.

53.Fajth, G.. "How We Can Drive DOD to Extinction: Addressing Developmental Opportunity Deprivation（DOD）". EAPR Social Policy Networking Meeting, 2018.

54.Industry and Food and Drug Administration Staff. *Mobile Medical Applications: Guidance for Food and Drug Administration Staff.* 2015.

55.Kallstrom T.J.. *Support RTs Beyond Hospital Walls via the 2015 Telehealth Parity Act.* 2015.

56.Office C. B.. *Health Information Technology for Economic and Clinical Health Act.* 2015.

57.Reinsdorf, M. and Gabriel Q.. "Measuring the Digital Economy". *Staff Report*, International Monetary Fund, 2018.

58.Schultz, T. W.. "Capital Formation by Education". *Journal of Political Economy*, 1960, 6, pp. 571–583.

59.U.S. Department of Health and Human Services. *Health Insurance Portability and Accountability Act of 1996*（P.L. 104–191）[J]. 1996.

60.Varian, H.. "Intelligent Technology". *Finance & Development*,

2016（53）3：6-9.

61.World Bank. *World Development Report 2016：Digital Dividends*. Washington D.C.：World Bank，2016.

62.World Bank. *World Development Report 2019：The Changing Nature of Work*. Washington D.C.：World Bank，2019.

63.Sen，Amartya K. *Commodities and Capabilities（2nd ed.）*. New Delhi：Oxford University Press，1999.

后　记

医疗健康关乎民生福祉，数字技术重塑医疗健康未来。近30年来，数字健康从无到有、从小到大，其发展虽历经曲折反复、殊为不易，却也一路向前、砥砺而行。

2020，已然成为数字健康发展的元年。

岁末年初，新冠肺炎疫情暴发。一批互联网企业带头捐款捐物，提供志愿服务，从技术支持、物资供应、人力调配等多方面协调整合互联网行业资源驰援一线，为抗击疫情、保障人民群众工作、生活、学习的正常化发挥了积极作用。其中，以互联网医疗健康为代表的数字健康在全球抗疫中发挥了至关重要的作用，开辟了全球抗疫的"第二战场"。

互联网医疗利用数字化、网络化、智能化，摆脱传统线下运行的地理限制，有效地缓解了疫情中线下医疗不便等问题，减少了交叉感染风险。同时，也促使数字健康行业化疫情之"危"为"机"，进一步打破了新兴网络信息技术向传统医疗健康行业渗透的阻隔、开拓了数字健康事业发展和产业增长的巨大成长空间。

当前，疫情还在持续，全球很多国家的很多人民还在经受着疫情的折磨。以疫情被基本控制为节点，人类或将进入一个新的时代。

我们相信，在这个"后疫情时代"，数字技术在医疗健康领域的融合渗透将更加深刻和广泛，数字健康技术将加速迭代、创新发展，数字健康产业作为产业互联网最宽的赛道将迎来井喷式发展，传统医疗机构的服务管理模式将加速数字化变革重塑，政府对医疗健康领域的数字化治理能力将得到极大提升，数字健康将为人类扶贫事业插上翅膀，而以数字化平台为支撑的数字卫生健康共同体，将会为人们获得普惠、均等、共享的医疗健康服务提供前所未有的机遇。

书稿甫成，中国科学院院士、中国科学技术协会名誉主席韩启德先生欣然命笔，为本书撰写了极富启发意义的序言，既指出了数字健康作为新生事物的积极作用和未来前景，也对本书构建的普惠、均等、共享的数字卫生健康共同体理论概念框架的价值逻辑与实践意义予以肯定。同时，还对数字健康发展中深层的政策法律、社会伦理、道德人文等问题的解决提出了期许。特别感谢韩先生的勉励！事实上，数字健康的发展既需要技术的支撑、平台的赋能、模式的创新，更需要坚持"以人民健康为中心"的发展理念，在这个数字化时代，生命伦理应持续彰显而不是被遮蔽，人文关怀应持续增强而不是被削弱，"医学的温度"应持续提升而不是被衰减。

在本书调研与写作过程中，得到了方方面面的支持和帮助。中国工程院院士倪光南先生一直以来给予很多支持和帮助，并对我所推动的数字健康、数字治理研究予以肯定和勉励。三明医改的实际操盘手、福建省三明市人大常委会主任詹积富，一直关注数字健康理论研究和实践探索，给予我极大的鼓励和支持，并提供了珍贵的资料。国家医保局医疗保障研究院副院长应亚珍，中国中医科学院原副院长范吉平，中央军委后勤保障部卫生局原副局长席立锁为本书写作提出了很好的意见建议。福建三明、天津、山东的卫健、医保、网信、扶贫等部门和福建厦门、甘肃、西藏、四川、河北等地区相关部门，国内数字健康领域部分平台和企业，在调研中给予了很大支持。北京师范大学中国教育与社会发展研究院、新闻传播学院为项目研究提供了很多支持。

还要感谢在数字健康征途中奋勇前行、中流击水的同道者，事虽艰难，同道不孤！中国社科院支振锋研究员参与了项目研讨，提出很多有价值的意见和建议。北京师范大学互联网发展研究院数字健康课题组诸位同事及新闻传播学院博士生刘希杰、北京市社会科学院博士后周静泓参与了实地调研、资料收集、观点讨论等工作。人民出版社王彤女士、贺畅女士、卓然女士对本书的出版贡献良多。在此，一并致以谢意！

最后，还要感谢我的家人，正是有了他们一直以来的充分理解和鼎力支持，我才能在这条充满挑战的跑道上砥砺前行。

需要指出的是，数字健康是一个还在持续创新发展的新生事物，加之我们对数字健康的研究起步不久、水平有限，书中肯定还有不少缺点和不足，恳请各位专家学者、业界朋友批评指正。我们的联系方式是：北京师范大学高端智库楼国家数字健康研究中心（digitalhealth_rc@163.com）。

是为后记。

李 韬

2021 年 6 月 19 日于京师·及愚堂

策 划:王 彤

责任编辑:贺 畅 卓 然

责任校对:马 婕

图书在版编目(CIP)数据

数字健康:构建普惠均等共享的卫生健康共同体/李韬 著. —北京:
人民出版社,2021.12(2022.1 重印)
ISBN 978－7－01－022958－4

Ⅰ.①数… Ⅱ.①李… Ⅲ.①数字技术-应用-医疗-保健事业-研究-
中国 Ⅳ.①R199.2-39

中国版本图书馆 CIP 数据核字(2020)第 269007 号

数字健康:构建普惠均等共享的卫生健康共同体
SHUZI JIANKANG GOUJIAN PUHUI JUNDENG GONGXIANG DE
WEISHENG JIANKANG GONGTONGTI

李韬 著

人民出版社 出版发行
(100706 北京市东城区隆福寺街 99 号)

北京汇林印务有限公司印刷 新华书店经销

2021 年 12 月第 1 版 2022 年 1 月北京第 2 次印刷
开本:710 毫米×1000 毫米 1/16 印张:19
字数:165 千字

ISBN 978－7－01－022958－4 定价:97.00 元

邮购地址 100706 北京市东城区隆福寺街 99 号
人民东方图书销售中心 电话 (010)65250042 65289539